脱・おばさんシルエットで人生が変わ

痩《や》せる姿勢

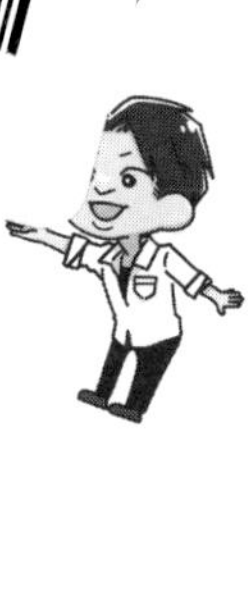

美容整体師
井上剛志

はじめに

「この写真、私かと思いました」今でも、よくそう言われます。

以前、私のＹｏｕＴｕｂｅチャンネルで公開した、『もっこり首！首痛い！肩痛い！首こりストレートネックを改善するマッサージ！』という動画は、更新から約３年経った現在、３３９万回以上再生されています。

この動画のサムネイルを見て、ＹｏｕＴｕｂｅの視聴者の方、そして私のサロンに来院するお客様から、「自分の写真かと思った」というお声をいただくことが日に日に増えてきました。本書の21ページにも、その写真を掲載しています。

体の背後の変化なので、自分ではすぐに気づきにくいですが、若い頃に比べて、「上半身に厚みが出てきた」「後ろ姿が丸くなってきた」といったお悩みを持っている女性は、少なくないのではないでしょうか。もしくは、自分自身より同年代のほかの人を見て「おばさん体形になってきたな」と思う方が先かもしれません。

「もっこり首」の原因は、ズバリ〝姿勢の歪み〟です。

太っている人に多いですが、肥満だけが原因ではありません。実際、私も20代や

30代の頃と比べて極端に体重が増えたわけではありませんが、首だけがもっこりしていました。首の後ろを触ってみて、硬い、あるいは冷たいと感じるのであれば、要注意です。

詳しくは本書の中で解説していくとして、「もっこり首」は、その予備軍まで含めると日本人の8～9割が該当すると思っています。街を歩いていても、私が正しい姿勢だと思う人は、100人に1人いるかいないかです。**スマートフォンを使っている人は、ほぼ例外なく姿勢が崩れています。**これは、スマホを見ている姿勢が、人類史上初めてといってもいいほど、特殊な状態だからです。

そのため、今後「もっこり首」をはじめとする首の不調は、国民病と呼んで差し支えないほど増えていくと考えています。いえ、スマホを使っているのは日本人だけではないので、世界中でこれから人類の姿勢の歪みが顕在化してくるはずです。「姿勢を正す」「良い姿勢でいる」といえば当たり前のことのように聞こえますが、それを実践できている人は、ほとんど存在していないのです。

そして、その影響を最も受けるのは、実は私たちではありません。生まれたときにはすでにスマートフォンがあった「スマホネイティブ」である私たちの子どもや孫の世代が、私たち以上に姿勢の変化が抱える問題に直面するだろうことは、想像に難くありません。

私が本書で筆を執った最大の理由も、これからの日本人の姿勢が崩れていくことに、大きな危機感を抱いているからです。

では、私たちが正しい姿勢を取り戻すためには、何をしたらいいのでしょうか。

そのノウハウを、シンプルかつコンパクトにまとめたのが本書です。といっても、何も特殊なトレーニングや過度なダイエットを勧めるものではありません。美容と健康のためのノウハウといえば、決まって「食事と運動で、体重を減らそう」ということが語られがちですが、苦しい思いをして体重を多少減らすくらいなら、体重が変わらなくても良い姿勢を身につけた方が、ずっと美しく健やかでいられます。「もっこり首」に代表されるような、いわゆるおばさんっぽい丸いシルエットも、気になる太い二の腕も、最近出っ張ってきた下腹も、すべて姿勢が解決してくれます。姿勢の改善こそが、美容と健康を両立させる、唯一の方法とさえ思います。

しかも、それだけではありません。

私は、「姿勢が良くなれば、人生が変わる」と思っています。そこまで言うのは、姿勢の歪みが、集中力や記憶力といった、勉強や仕事に関わる能力にも直結すると考えているからです。実際にお客様の声を聴いていても、姿勢を改善することは、パフォーマンスの向上や、それによるクオリティ・オブ・ライフの充実と、密接に関連しているのです。

「生きるのがこんなに楽しいだなんて知らなかったです」

そうおっしゃったお客様の声が、忘れられません。

姿勢を正すだけで、見た目が変わり、人生が変わります。大袈裟ではなく私はそう信じていますし、本書を最後まで読めば、あなたにもそのことがわかっていただけるはずです。

『痩せる姿勢』は、人生を変える姿勢でもあるのです。

CONTENTS

CHAPTER 3

首から始まる全身の不調

キーワードは、自律神経!

CHAPTER 4

正しい姿勢を作る筋肉&骨格の仕組み

脱「おばさん背中」!

CHAPTER 5

具体的に何をする？
正しい姿勢の作り方

CHAPTER 6

後からでは、取り返しがつかない！
気をつけたい子どもの姿勢

CHAPTER

7

姿勢が良くなれば、マインドが変わる！

正しい姿勢でライフハック

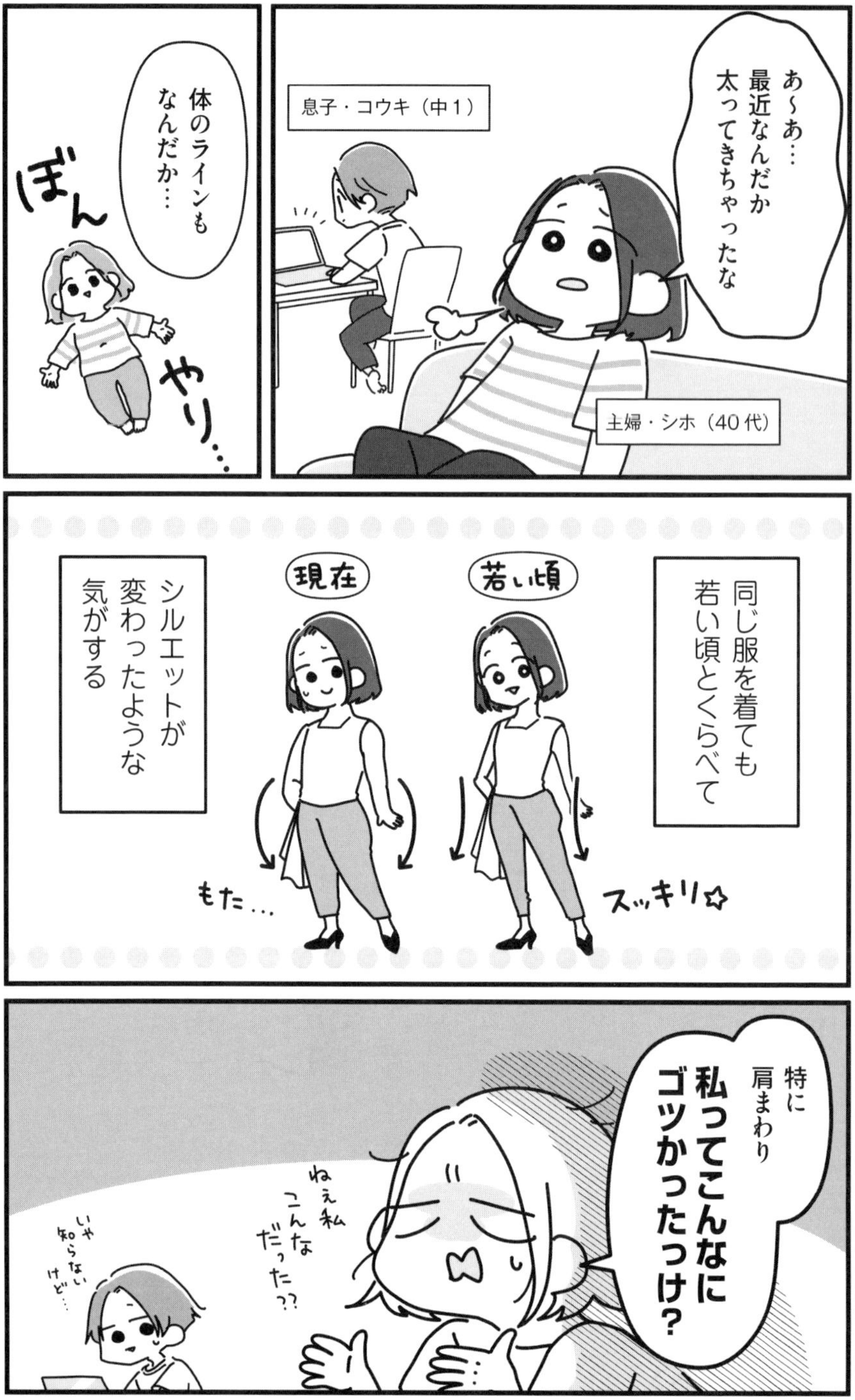
あ〜あ…
最近なんだか
太ってきちゃったな
息子・コウキ（中1）
主婦・シホ（40代）
体のラインも
なんだか…
ぼん
やり…
同じ服を着ても
若い頃とくらべて
若い頃
現在
スッキリ☆
もた…
シルエットが
変わったような
気がする
特に
肩まわり
私ってこんなに
ゴツかったっけ?
ねえ私
こんなだった??
いや
知らない
けど…

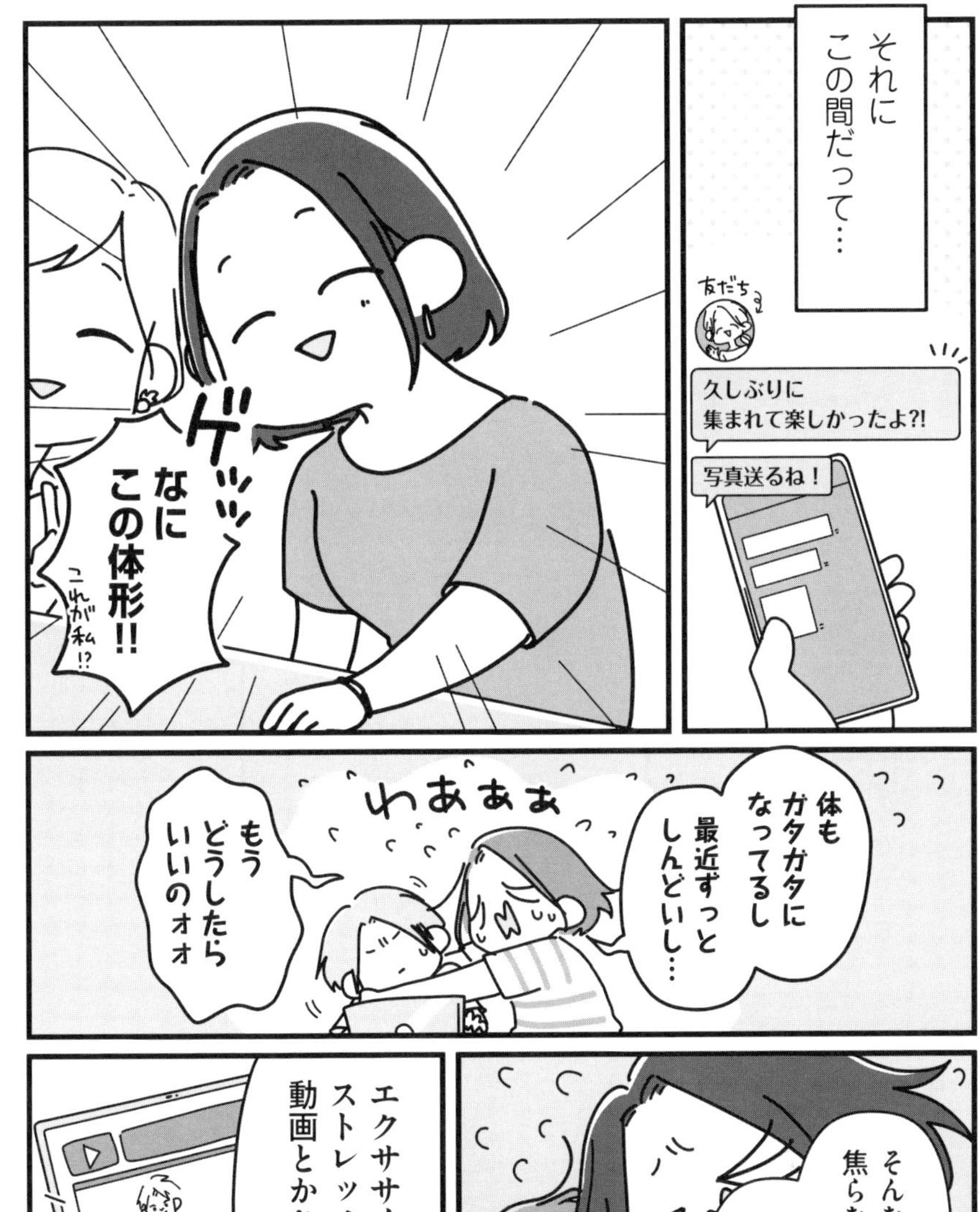
それに
この間だって…
友だち
久しぶりに集まれて楽しかったよ?!
写真送るね！
ゲッッッ
なに
この体形!!
これが私!?
体もガタガタになってるし
最近ずっとしんどいし…
わあああ
もうどうしたらいいのオォ
そんなに焦らなくても…
今はいろいろあるじゃん
エクササイズとかストレッチの動画とかさ…
パッ
…えっ
ぬぬぬぬ
なになに!?

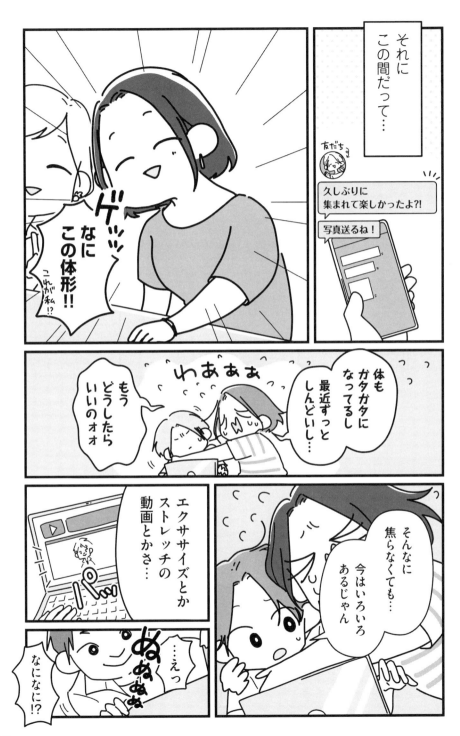

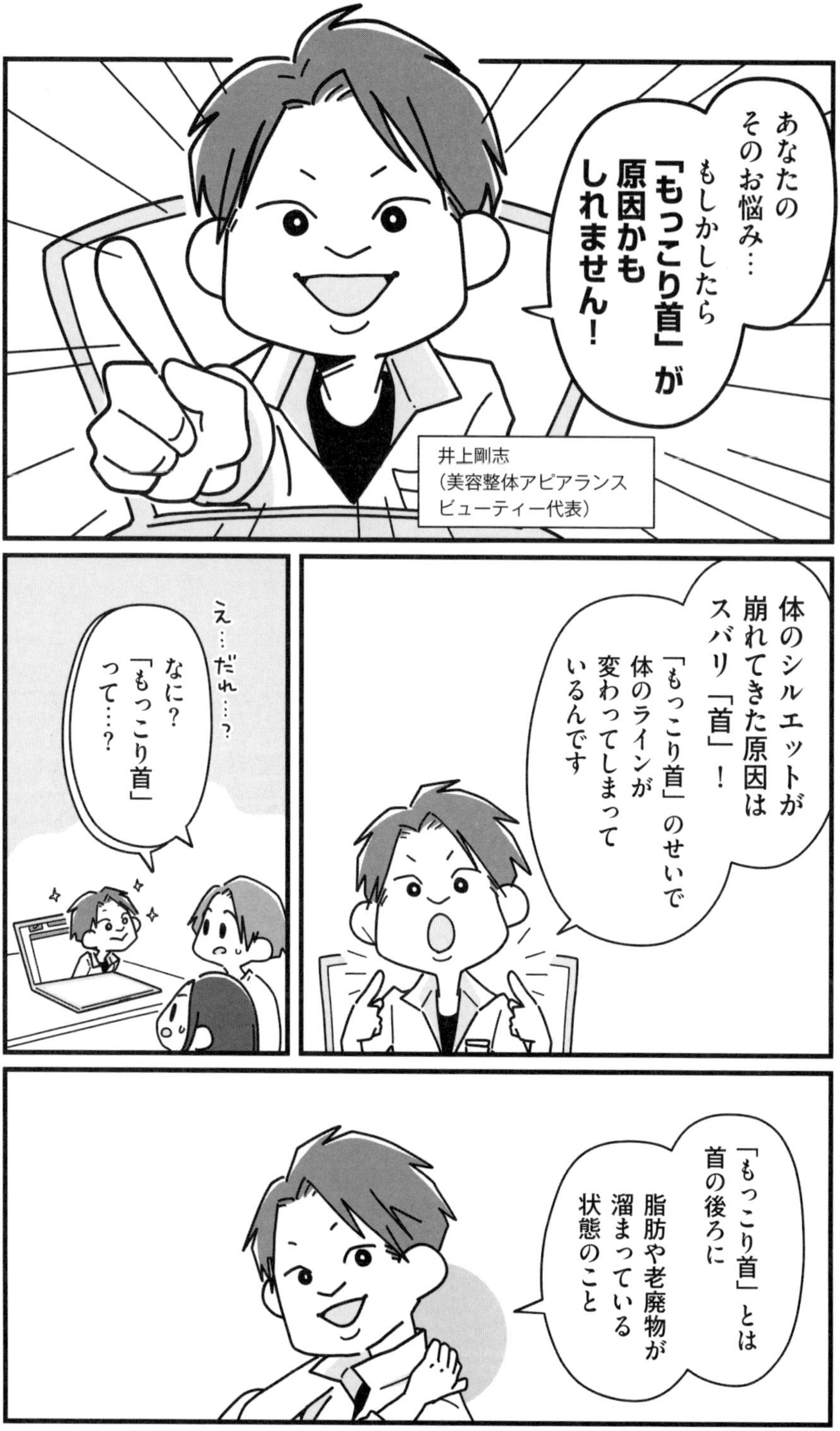
あなたの そのお悩み… もしかしたら 「もっこり首」が 原因かも しれません！
井上剛志 （美容整体アピアランス ビューティー代表）
体のシルエットが 崩れてきた原因は スバリ「首」！ 「もっこり首」のせいで 体のラインが 変わってしまって いるんです
え…だれ…？
なに？ 「もっこり首」 って…？
「もっこり首」とは 首の後ろに 脂肪や老廃物が 溜まっている 状態のこと

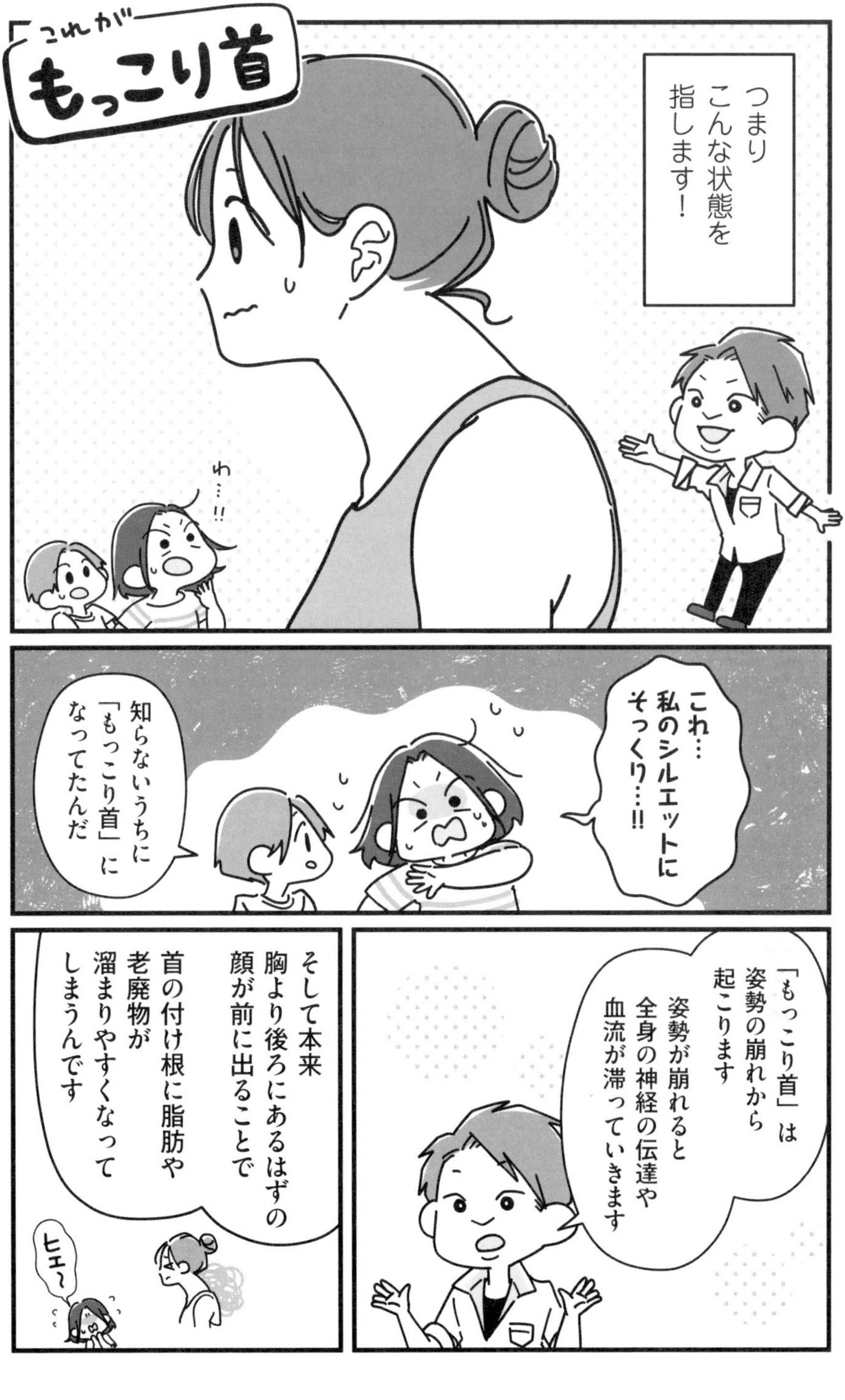
これが
もっこり首
つまり こんな状態を 指します！
わ…!!
これ… 私のシルエットに そっくり…!!
知らないうちに「もっこり首」に なってたんだ
「もっこり首」は 姿勢の崩れから 起こります 姿勢が崩れると 全身の神経の伝達や 血流が滞っていきます
そして本来 胸より後ろにあるはずの 顔が前に出ることで 首の付け根に脂肪や 老廃物が 溜まりやすくなって しまうんです
ヒエ～

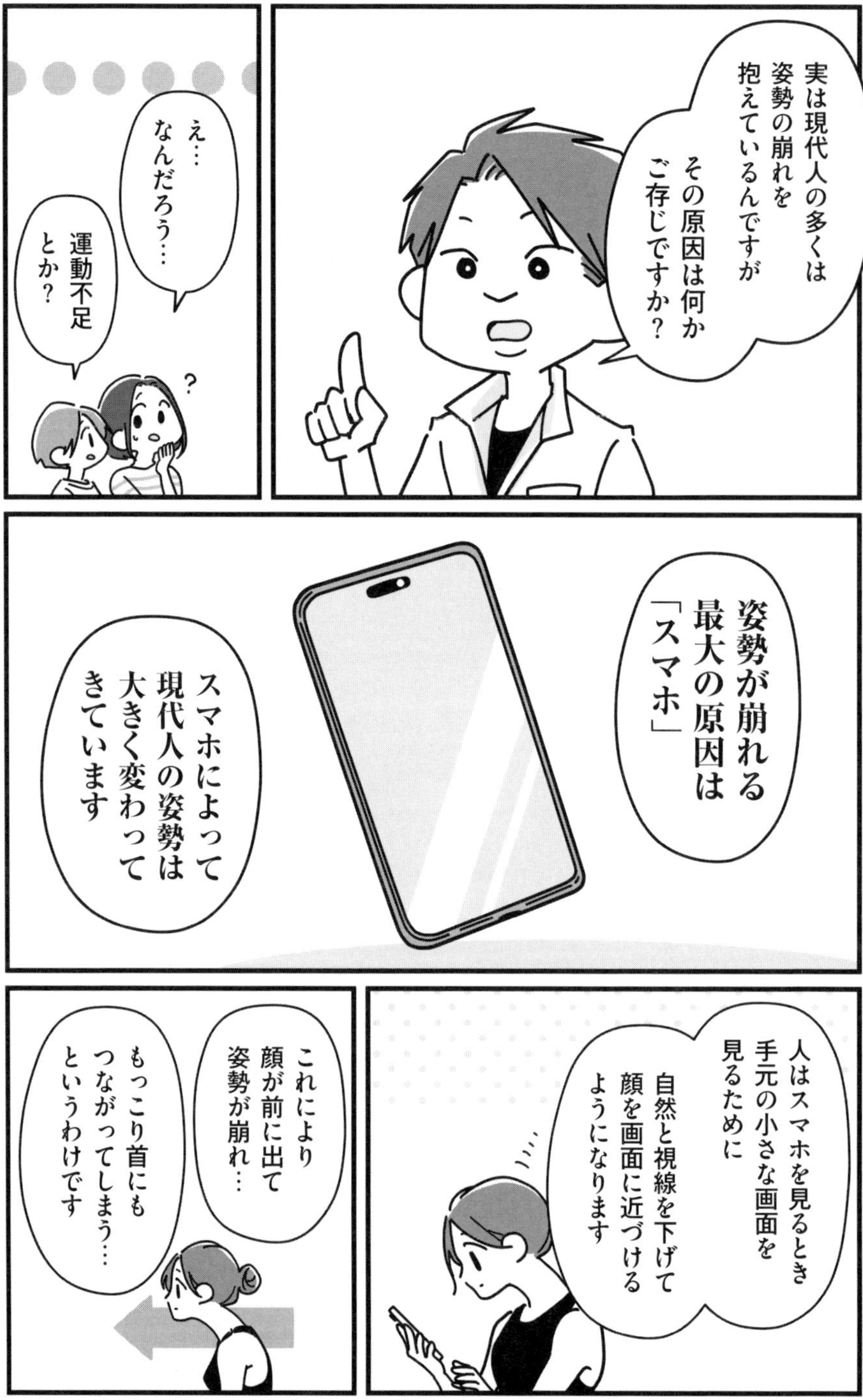
実は現代人の多くは姿勢の崩れを抱えているんですが
その原因は何かご存じですか？
え…なんだろう…
運動不足とか？
姿勢が崩れる最大の原因は「スマホ」
スマホによって現代人の姿勢は大きく変わってきています
人はスマホを見るとき手元の小さな画面を見るために
自然と視線を下げて顔を画面に近づけるようになります
これにより顔が前に出て姿勢が崩れ…
もっこり首にもつながってしまう…というわけです

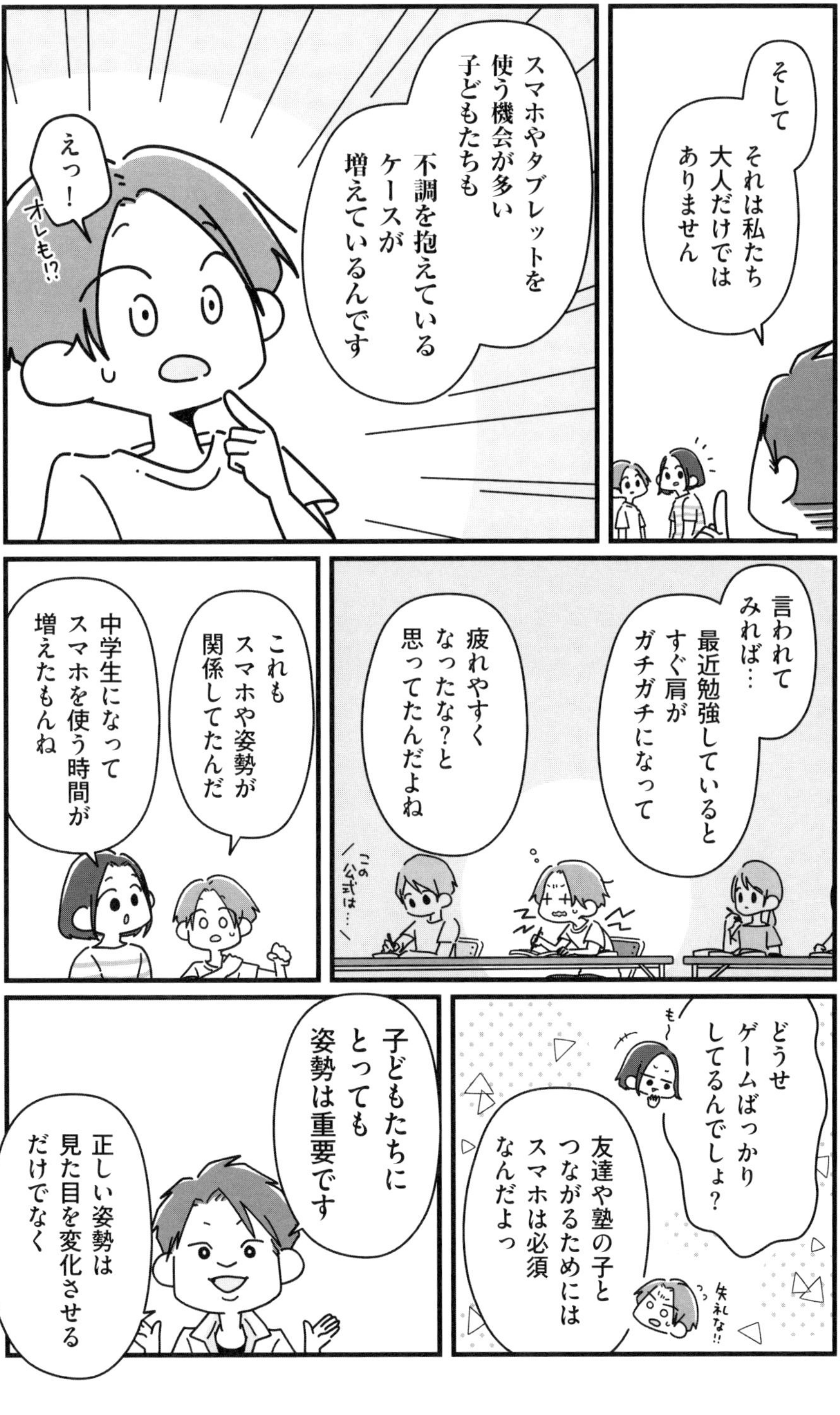
そして
それは私たち大人だけではありません
スマホやタブレットを使う機会が多い子どもたちも不調を抱えているケースが増えているんです
えっ！
オレも!?
言われてみれば…最近勉強しているとすぐ肩がガチガチになって
疲れやすくなったな?と思ってたんだよね
この公式は…
これもスマホや姿勢が関係してたんだ
中学生になってスマホを使う時間が増えたもんね
どうせゲームばっかりしてるんでしょ?
も〜
友達や塾の子とつながるためにはスマホは必須なんだよっ
失礼な!!
子どもたちにとっても姿勢は重要です
正しい姿勢は見た目を変化させるだけでなく

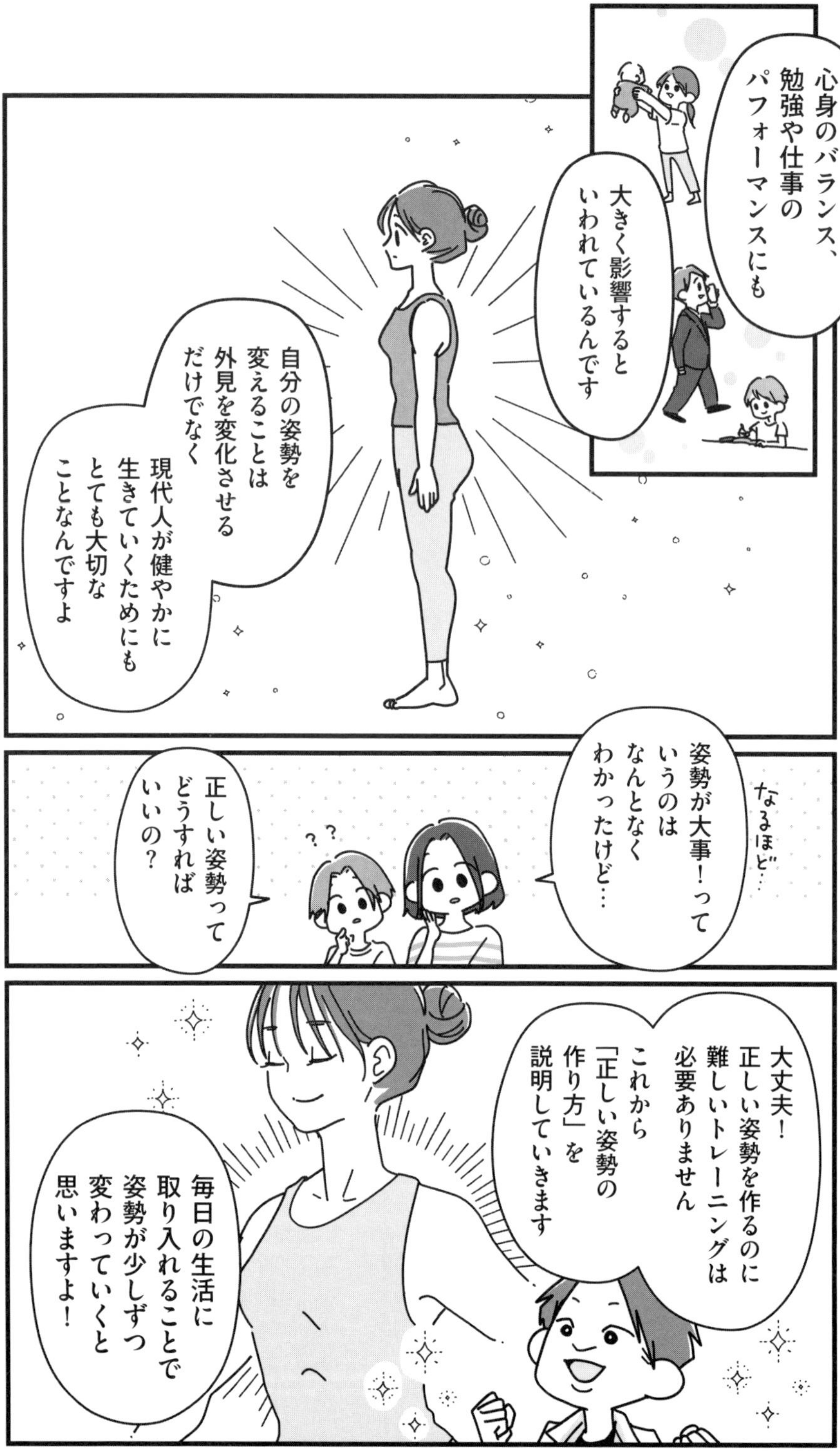

心身のバランス、勉強や仕事のパフォーマンスにも
大きく影響するといわれているんです
自分の姿勢を変えることは外見を変化させるだけでなく
現代人が健やかに生きていくためにもとても大切なことなんですよ
なるほど…
姿勢が大事！っていうのはなんとなくわかったけど…
？？
正しい姿勢ってどうすればいいの？
大丈夫！正しい姿勢を作るのに難しいトレーニングは必要ありません
これから「正しい姿勢の作り方」を説明していきます
毎日の生活に取り入れることで姿勢が少しずつ変わっていくと思いますよ！

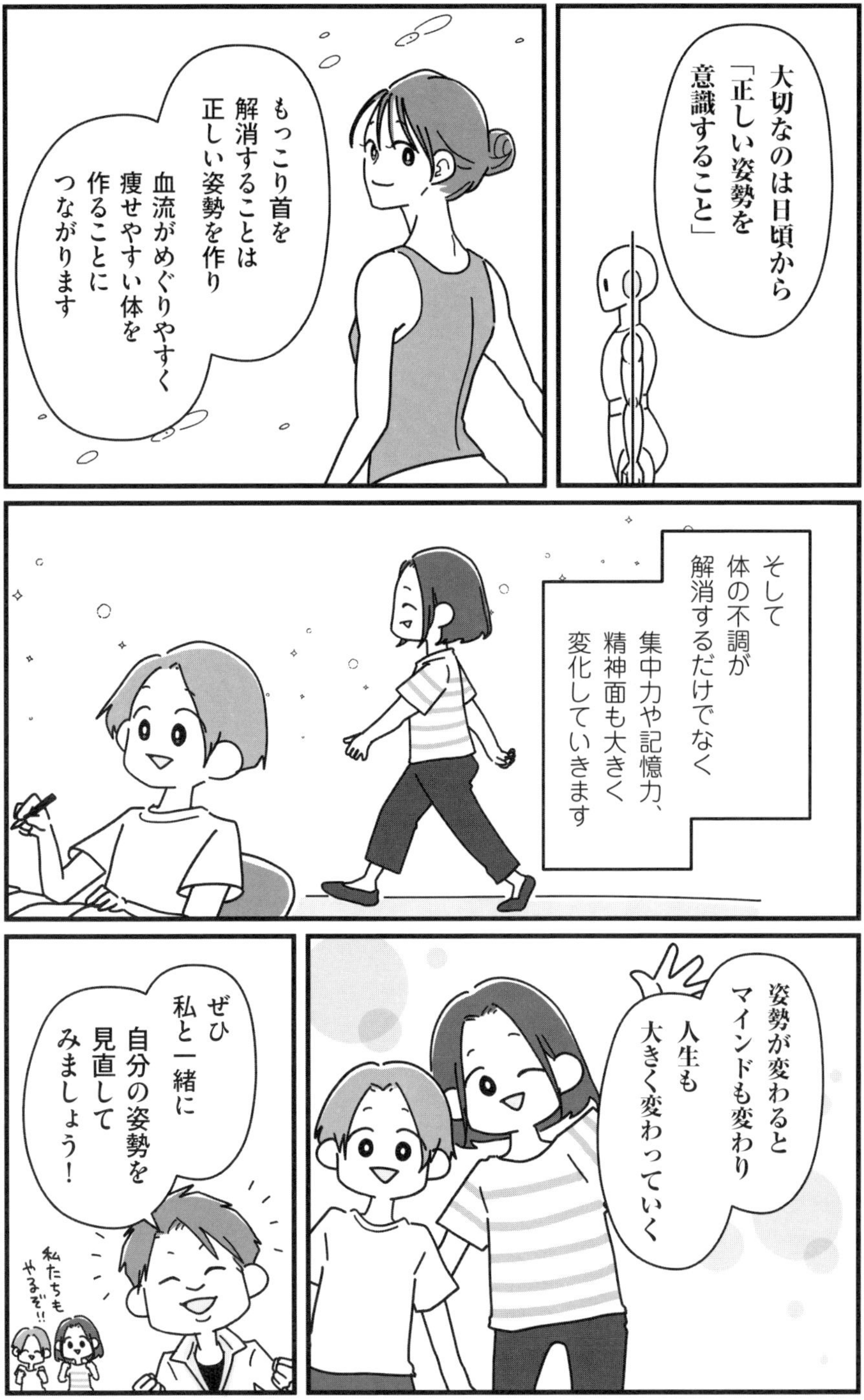
大切なのは日頃から
「正しい姿勢を意識すること」
もっこり首を解消することは正しい姿勢を作り
血流がめぐりやすく痩せやすい体を作ることにつながります
そして体の不調が解消するだけでなく
集中力や記憶力、精神面も大きく変化していきます
姿勢が変わるとマインドも変わり
人生も大きく変わっていく
ぜひ私と一緒に自分の姿勢を見直してみましょう！
私たちもやるぞ!!

CHAPTER 1

気づいたら首の後ろが〝もっこり〟している!

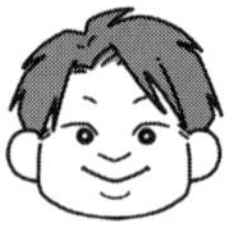

なぜこんなところが太るの?

「もうおばさんだから」と、おばさん背中を
受け入れるな!　単なる肥満ではないことに気づけば、
美しいシルエットを取り戻すことができる

最近、首の後ろが〝もっこり〟していませんか？

整

体師としてたくさんの方々の体の不調に向き合う私は、もちろん自分自身の体を整えることも意識しているつもりです。ですが、あるとき「あれ？　なんだか首の後ろがちょっと詰まっているような感覚があるな」と思いました。

鏡で後ろ姿を見てみたら、いつの間にか首の付け根あたりが〝もっこり〟とふくらんでいます。すると、自分だけでなく、お客様の首の後ろも気になってくる。

注目してみると、40代以上の、特に女性で同じ症状が多いことに気づきました。そして、そういうお客様は、別に「もっこり首」に悩んで整体院を訪れるわけではありません。いわゆる「ストレートネック」などと呼ばれる、首の歪みからくる不調に苦しんでいることもわかってきたのです。

そこで、ストレートネックを改善するための動画をＹｏｕＴｕｂｅにアップし、「もっこり首」の写真をサムネイルにしてみると……これが、非常に反響がありまし

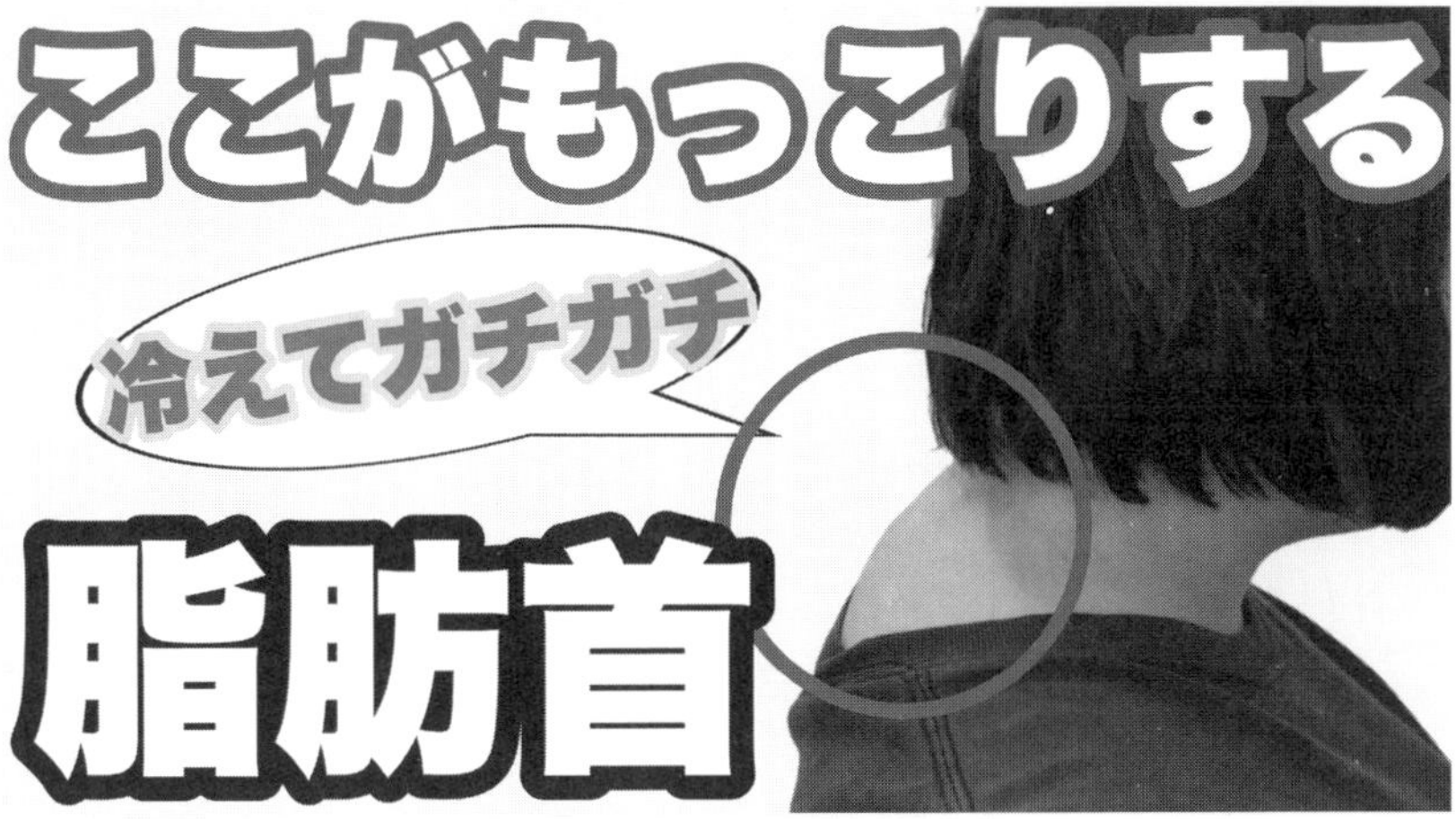

YouTubeチャンネル『美容整体アピアランスTV』で339万回再生(2024年1月現在)されている動画のサムネイル。

た。

「このサムネ、私の写真かと思った!」という人が続出したのです。やはり、私と同じように首まわりのシルエットが気になっている人は少なくありませんでした。

気づいたら「もっこり首」になっている。でも、多くの人にはその理由がわかりません。単に太っただけではなく、原因は別にあるので、解消しにくいんですよね。

自分では見えにくい首の後ろ。いつの間にか、脂肪が溜まってしまっているかもしれません。

それでは、その原因と解消法を探っていきましょう。

「もっこり首」は、ダイエットで解決する？

加齢によって太りやすくなる。それは多くの人がよくわかっているはずですが、お腹まわりや腰まわり、二の腕ならともかく、まさか首の後ろが太るなんて……。

確かに中年になって体つきが全体的にポッテリしてくれば、首から肩にかけてのシルエットも丸みを帯びてきます。でも、首の後ろにつく脂肪はそんな単純なものではなく、**肥満体形ではない私でさえ、気づいたら〝もっこり〟していた**わけです。体重や体脂肪の問題だけではなく、お腹が太りやすい人、顔が太りやすい人がいるのと同様に、首が太りやすい人もいるということです。

では、単純に太りやすくなったせいだと思って、ダイエットに励めば昔のようなシルエットに戻るのでしょうか？　もちろんダイエットも大切です。ただ、その前にまず「もっこり首」の原因を理解して、そこから改善する必要があります。

なぜ、首の後ろに脂肪がつくのか?

首の後ろに脂肪が溜まるのは、ズバリ、首の血流が悪くなっているからです。

川の流れを想像してみると、わかりやすいです。川がまっすぐなところでは、滞りなく水が流れていきます。でも、曲がりくねった川では、カーブの部分で流れが悪くなり、川岸には、流木や木の葉、ゴミなどが溜まりやすいですよね。

首の血流も同じです。本来、首は頭と体をまっすぐにつないでいるもので、首に通っている血管も、まっすぐ滞りなく血液を流すはずなのです。

ところが、今は姿勢が崩れ、首の骨が歪んでいる人がとても増えています。そのため、まっすぐであるべき首の血流に滞りが生まれ、その**流れが滞った部分に、ゴミである脂肪が溜まっていく**わけです。

だから、どんなにダイエットをしても首の血流が改善しなければ、つまり姿勢を改善しなければ、「もっこり首」を根本的に治すことはできません。

ガチガチの「もっこり首」をマッサージで改善！

さて、首の後ろに溜まってしまった脂肪をやわらかくして血流を促しましょう。頸椎付近をもみほぐし、首の歪みを矯正します。マッサージの後は、盛り上がっていた肩が少し下がるはずです。普段から姿勢を正すことも忘れずに。

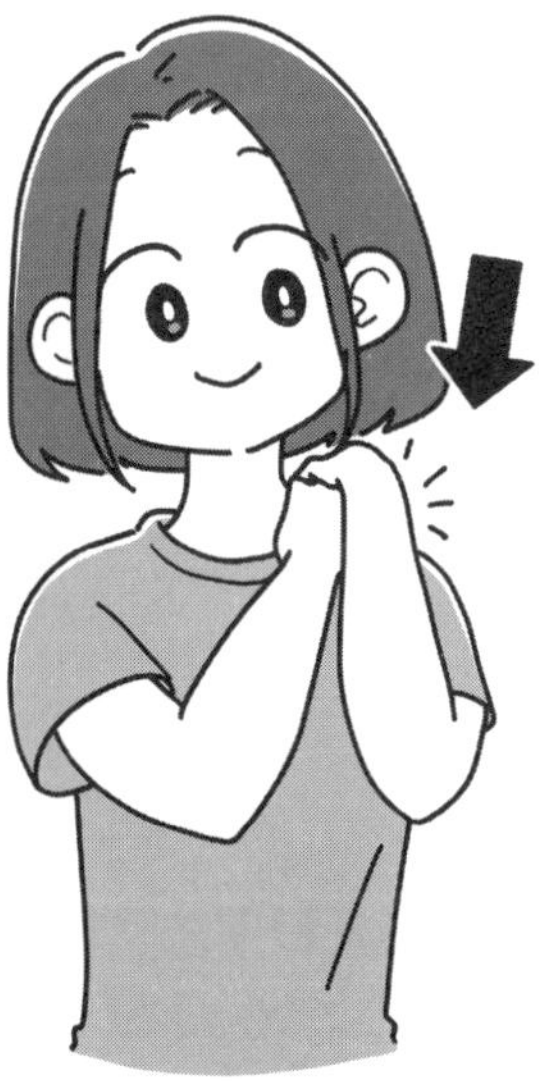

1

左右の首と肩の境目（盛り上がっている部分）を、それぞれ両手で下に押す。左右40秒ずつ。痛みを感じるくらい強くてOK。

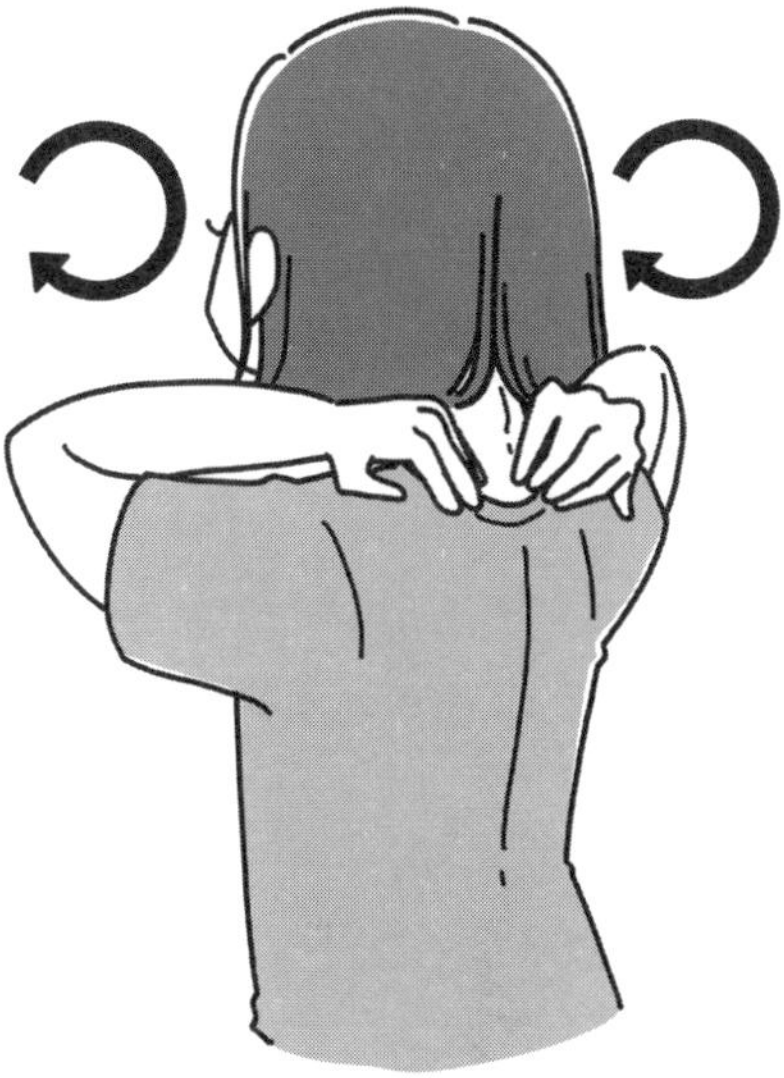

2

首の後ろの出っ張っている骨のまわりを、左右から両手ではさみ、もみほぐす。40秒。溜まっている脂肪を前側に押し流すイメージで。

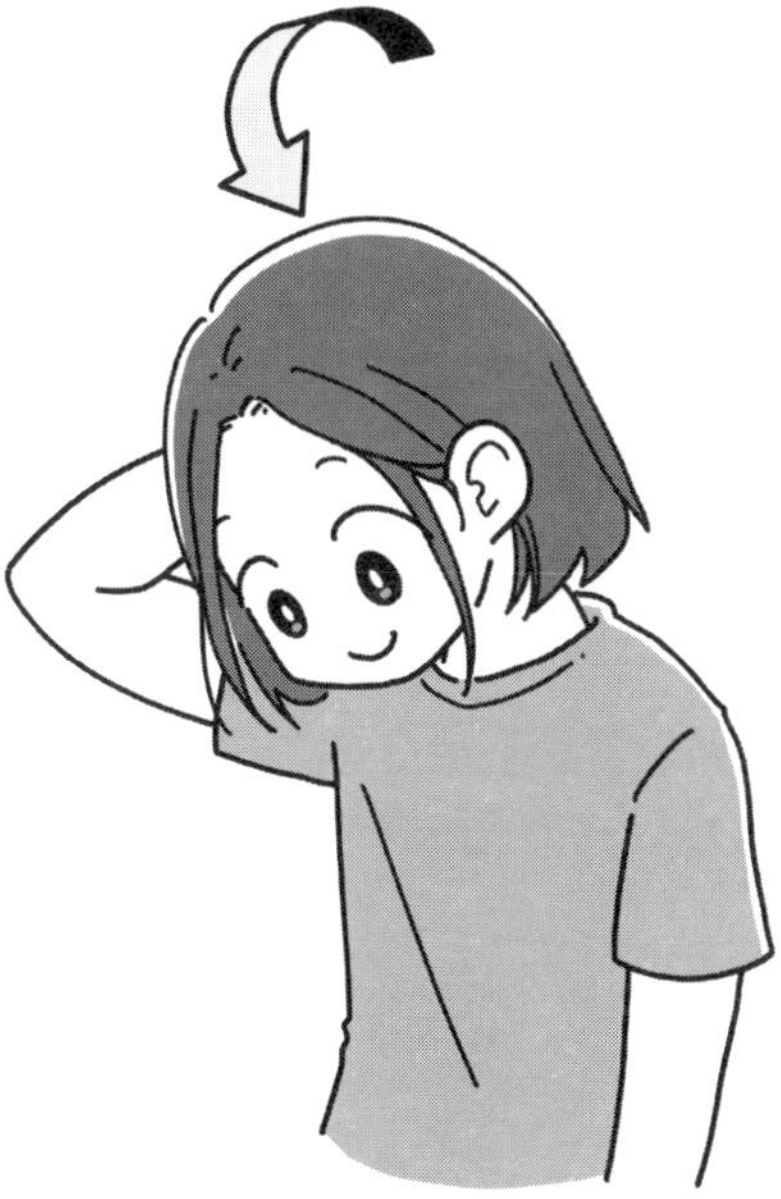

3

顔を斜め下45度に傾け、傾けた方と反対の手で、後頭部を斜め下に押さえる。左右40秒ずつ。背筋を伸ばしながら行うのがポイント。

「もっこり首」を治すために必要な、姿勢の矯正

「もっこり首」の最大の原因は、姿勢の悪さにあります。だからマッサージだけでは不十分で、普段から姿勢を正して首の血流を正常に戻すことが大事なのです。

今、世界中の人々の姿勢が歪んでいます。

スマホやPC（パソコン）などの使用が日常化したことで、人類にとって、かつてなく不自然な姿勢が常態化しました。いつも、顔が前に出てしまう。人間の本来の姿勢では、顔の前面が胸のラインより前に出ることはありませんでした。でも今は、**無意識に顔が前に出るせいで、多くの人の首の骨が歪んでいます。**

歪んだ首を通る血管も歪み、血流が悪くなって脂肪が溜まる。年齢も40代に差しかかると、歪んだ状態が続いてきたために脂肪が蓄積されてこり固まる。しかも、

加齢により代謝も悪くなる。こうして、立派な「もっこり首」ができ上がるのです。

だから、簡単に言えば、首を前に出すような姿勢を取らなければいいわけです。人間本来の姿勢を取り戻し、頭と首を正しいポジションに置くこと。

ただ、それが簡単でないことは、みなさんにもおわかりいただけると思います。今の時代、スマホやパソコンなしでは生きていけないからです。スマホやパソコンがない時代にも、例えば「猫背」のように、姿勢の悪い人は、もちろんいました。私が学生の頃は、先生は生徒たちの姿勢を口うるさく注意したものです。

でも、今の姿勢の悪さには、その頃とは明らかに違う「顔が前に出る」という特徴があります。そして、人によってその歪み方は違います。

いくら「スマホやパソコンを見ないようにしましょう!」と言ったところで現実的ではないので、なんの解決にもなりません。だからこそ、「もっこり首」を治すのは簡単ではないですが、まずこの仕組みを理解することから始めましょう。

では、「悪い姿勢」とはどんな姿勢で、「良い姿勢」になるために、何が必要なのか? それを、これから説明していきます。

中年期に入ると、体のシルエットが変わってくる

若い頃なら、体の歪みを自分でリセットする力が備わっています。例えば、体を動かすと関節が「ポキッ」と鳴ることがありますが、これは固まりかけた関節の歪みが取れるときに鳴る音です。しかし、年齢を重ねていくと自然と歪みをリセットする機能が落ちてくるので、だんだんとポキッと鳴らなくなってきます。そして、歪みが固定化し、痛みやこりが出てきてしまうなど、体にいろいろな不調を感じるようになるのです。

こうして歪みっぱなしの状態が続けば、「もっこり首」だけでなく体中のさまざまな部分で脂肪が溜まったり筋肉が固まったりして、どんどん体形が崩れていくことにもつながります。

例えば、昔はおじいさんやおばあさんをイラストに描くとき、腰が90度に曲がっているような表現がされていて、実際にひどく腰が曲がっている人も多かったで

す。それは、田植えなどの農作業で腰をかがめ続ける姿勢が常態化することによって、そのまま筋肉が固まってしまったから。これは極端な例ですが、それだけ普段の姿勢が体形を崩してしまうということです。

中年期に入って太りやすくなるのも、代謝が悪くなるだけでなく、それまでの長い期間を悪い姿勢のまま過ごしていることに大きな原因があるということです。

体形が崩れるとパッと見のシルエットが変わって、印象も変わってきますよね。「ほっそりした人」から「ちょっとふっくらした人」へ、「シュッとした人」から「少したるんだ感じの人」へ。このシルエットの変化が、ますます年齢を感じさせます。

だから、年齢を重ねたら、**単に体重の数字にとらわれるよりも、体のシルエットを整えることに意識を向けた方が、いわゆるコスパがいい**のです。

そして、シルエットを意識するなら、今すぐに自分の姿勢を見直しましょう。

CHAPTER 2

「ストレートネック」という言葉でごまかしている！

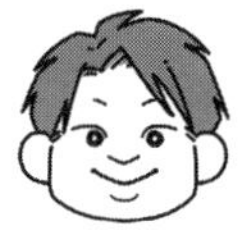

もっと複雑な姿勢の真実

巷でよく聞く「ストレートネック」って、
実際どういう状態？　意外にもわかっていない人だらけ
ストレートネックの真実を徹底解剖！

今と昔では、「姿勢」を取り巻く状況が変化している

「姿勢が悪い！　もっとシャキッとしなさい！」私が子どもの頃は、学校の先生や親からよくそう言われたものでした。

その頃の「姿勢が悪い」というのは、例えば、朝礼や集会などで生徒みんなが立っているときに、片足に体重を預けて腰を歪め、首もだらりとさせているようなダラッとした姿勢、というイメージでした。あるいは、本や漫画を読んでいるときに背中を丸めてしまう猫背の姿勢などです。

どちらかといえば、「だらしない」「行儀が悪い」という意味で、姿勢が悪いことを注意されていたような記憶があります。

しかし、時代を経て姿勢の悪さを指摘する大人たちは少なくなっていきました。

おそらく、多様性とか自主性という言葉のもとでは、根拠がない（ように思える）

単なる「お行儀」というものを注意することがはばかられる世の中になってきたことも一因だと思います。さらに、今は学校の先生方も含めて、大人たちもみんな姿勢が悪いので、子どもたちに見本を示すことができない。それも事実です。

しかし、これは日本の未来を考えると危機的状況です。大袈裟な話ではなく、**姿勢の悪さを正すことは、単なるお行儀だけの問題ではなく、子どもの健康を考えれば、ちゃんと根拠のあること**なのですから。

しかも、昔のだらしない姿勢に加えて、今は子どもから大人までみんな「顔が胸より前に出る」という、非常に現代的な姿勢の悪さに苦しんでいます。

それは、もちろんスマホやパソコンが手放せない世の中になったせいです。

このままでは、国民のほとんどが姿勢の歪みによる体の不調に苦しむ時代になってしまう。現に、整体師をしている私は、不調が日々増産されていく様子を肌で感じています。

「姿勢」は、私自身を含め、誰にとっても他人事では済まされない問題なのです。

「国民総ストレートネック」の時代

今、日本で「スマホもパソコンも使いません」あるいは「使ったとしてもごく短い時間です」という人は、乳幼児や、IT自体が苦手なお年寄りといったごく一部の人以外、ほとんどいませんよね。

小学生でもスマホを持っていたり普段からタブレットを使ったりする子は増えています。だから、**かなり年齢が低いうちから、手元の小さな画面を長時間見るクセがついているの**ではないかと思います。

そんな世の中では、誰にとってもスマホやパソコンの画面を見るために顔を前に突き出す姿勢が常態化しているのです。

この姿勢が良くないということ自体は、薄々多くの人がわかっていて、ここ数年は「ストレートネック」という言葉で警鐘を鳴らすメディアも増えてきました。だから、私のサロンにいらっしゃるお客様でも、自分のことをストレートネックだと自覚している人は、とても多いです。

実際に街行く人たちを見ていても、老若男女問わず、顔が前に出ている人だらけ。ちょっとした信号待ちでもスマホをのぞき込む人や、歩きながらスマホを見ている人もたくさんいますよね。

まさに、「国民総ストレートネック」の時代と言っても過言ではありません。

恐ろしいのは、この状況が日本だけでなく、世界中で同じようにストレートネックがどんどん増えていっているということです。今やITとは無縁な生活をしている国なんて世界中どこにもありませんから、世界中の人が姿勢の歪みに悩まされている、あるいはこれから悩むようになるはずです。

ここまでスマホが広く普及してからは、まだ十数年しか経っていません。その短期間でこれだけ多くの人間の姿勢に影響を及ぼしているのを見ると、**スマホの存在が人類の体に計り知れないインパクトを与えたことがわかります。**

では、これからもずっと「人類総ストレートネックの時代」を生きていくのか……？　それは、人間の健康にとっては、看過できない大問題なのです。

スマホorパソコンを見ている時間は、平均9時間19分

日本人のスマートフォンの平均利用時間は、1日約3時間といわれています。

これは、2023年に株式会社MM総研が実施した調査（※1）で、15〜69歳の男女1625人にアンケートを取った結果、**週に携帯電話を使用する平均が1189分、日に換算すると約169分**になります。これはフィーチャーフォンを含む調査なので、実際のスマホユーザーの平均利用時間は、もう少し多いと考えられます。

また、2018年の米国の事例ではありますが、ジョンソン・エンド・ジョンソン社が2000人の会社員に調査した結果（※2）、**オフィスでパソコンを使用する時間は、1日平均6時間30分**だそうです。これも、当時よりさらにデジタルデバイスが普及した現在では、もう少し増えていても不思議ではありません。

これらの結果から考えると、私たちは、24時間のうち約9時間19分（以上）もの

時間をスマホやパソコンに費やしているということになります。

もちろん、これは調査対象も限定的ですし、単純計算による時間なので、正確な数字ではないかもしれません。SNSの使用頻度が高い学生ならスマホにもっと時間を取られているかもしれないし、パソコンの利用時間は仕事内容によって大きく変わります。それでも、現代人が多くの時間をスマホやパソコンの前で過ごしているのは、もはや疑いようのない事実です。

まずそのことを自覚するために、あえてここで「平均9時間19分」という数字を紹介したいと思いました。

みなさんは、自分では、毎日どのくらいの時間をスマホやパソコンに使っていると考えていますか？　そして、その時間ずっと顔を前に突き出して画面を見ていると想像してみてください。あなたの姿勢が歪んでいる原因は、そこにあります。

※1　『携帯電話（フィーチャーフォン及びスマートフォン）の音声通話・データ通信サービスに関するアンケート調査』（株式会社ＭＭ総研、２０２３年９月）
※2　Office workers spend 1,700 hours a year in front of a computer screen - The Independent（Independent News & Media, July 2018）

そもそも「ストレートネック」とは何か？

スマホやパソコンの利用時間が増えた結果、ストレートネックが社会問題化してきました。みなさんも、一度くらいはストレートネックという言葉を耳にしたことがあると思いますが、その定義を正しく理解している人は、まだ少ないのではないでしょうか。

なぜ「ストレート」なのか。それは、首の骨がストレート＝まっすぐになるという意味です。

首の骨は、本来はゆるいS字カーブになっているものです。背骨からつながっている首の骨は、まず背中から首への流れの中で少し前に傾き、頭につながるところで後頭部の方向に戻るからです。

スマホを使用するときは、顔がいつも下を向いているせいで、頭につながるところで後ろに戻るカーブを描くことがなく、**肩から頭まで、首の骨が前に傾いたまままっすぐになってしまいます。**

だからストレートネックになるわけです。

例えば、電車内などで座ってスマホを見ている人をイメージしてみてください。スマホを持つ手を高く掲げると疲れるので、膝や膝の上に置いた荷物を腕の支えにしてスマホを持っていませんか？　そうすると、必然的にスマホを持つ手の位置は下がります。だから、背中を丸めて下を向いてスマホを見ることになるのです。

長時間下ばかり見ているこうした姿勢が、ストレートネックを作ります。

スマホでなくても、下を向く姿勢を続けていると、同じようにストレートネックになります。机に向かって受験勉強をする学生や、下を向いて長時間作業をする仕事をしている人などは、このリスクが高いです。

「スマホ首」と「PC首」

ここまで読んで、スマホやパソコンばかり見ていると、ストレートネックになってしまう、と思ったでしょうか。

それは間違ってはいないのですが、厳密に言うとストレートネックは主にスマホを原因とするもので、パソコンばかり見ているケースでは、首の歪み方が違ってきます。つまり、「ストレートネック≒スマホ首」なのですが、これとは少し違う「PC首」ともいうべき状態が存在するのです。

それは、**スマホとパソコンでは、画面に対する顔の向け方が違う**からです。スマホを操作するときは下を向いていることが多いですが、パソコンは正面にある画面に対して顔を前に突き出して見ることが多くなります。

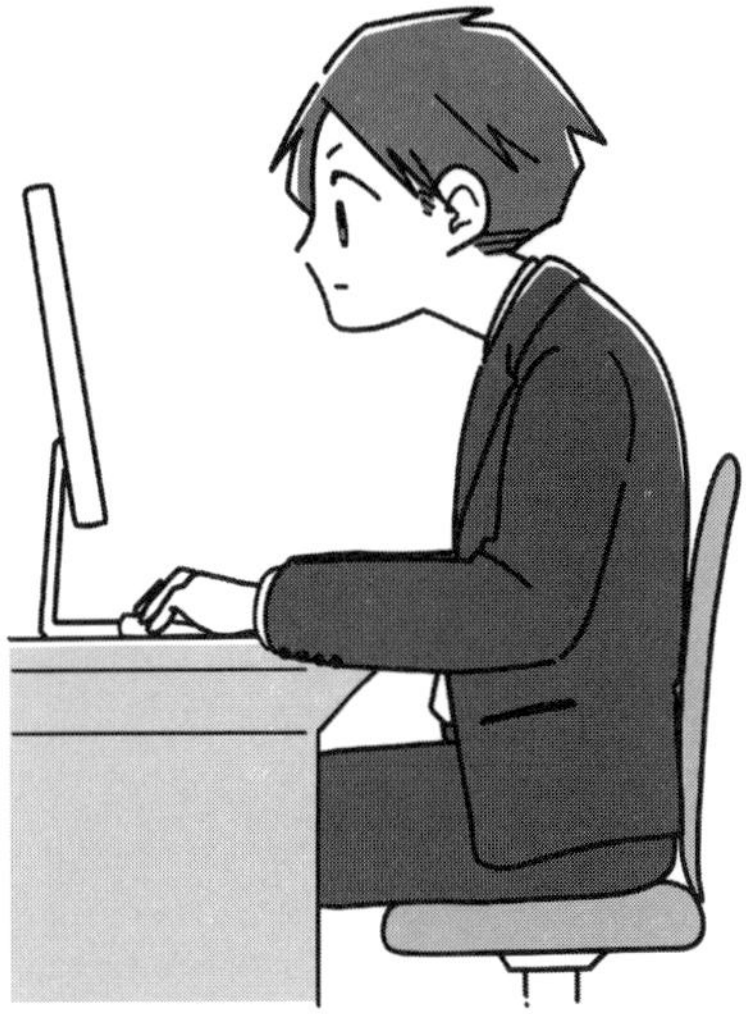

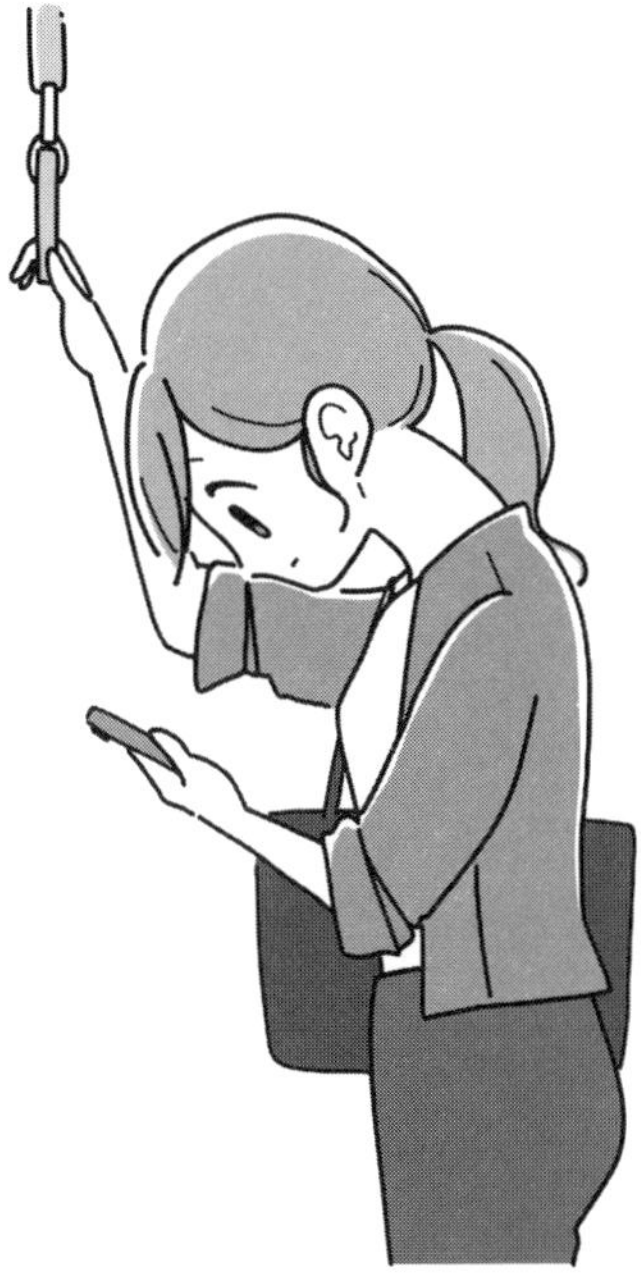

PC首

PCの画面に顔を近づけるため、首の骨が前傾した状態で正面を向いて、顔だけが前に突き出る。

スマホ首

スマホの画面を見下ろすように首を前傾させることで、背中が丸まり首の骨がまっすぐになる。

だから「ＰＣ首」の場合は、骨がまっすぐ（ストレート）にならず、背中から首にかけて骨が前傾したまま、頭にかけて上を向くような形になります。

「スマホ首」との違いは、外から見るとわかりにくいのですが、整体の施術のときに首に触れるとわかります。ストレートネックの場合はすぐに骨に触れる感覚があるのですが、「ＰＣ首」は、奥に骨がある感覚です。

ストレートネックという言葉が認知されてきたので、多くの人が自分がストレートネックだと思っていますが、本当は「ＰＣ首」かもしれません。また、**「スマホ首」と「ＰＣ首」が混ざり合って、より複雑な歪みになっているケースもある**のです。スマホを使わない人はほとんどいないけれど、パソコンをあまり使わない人はいるので、スマホ、パソコンの使用頻度でバリエーションがあるのだと思います。

どちらも姿勢を歪め、もっこり首だけではなくさまざまな体の不調につながるので、私は整体師として、それぞれの首の歪みに応じて施術するようにしています。

スマホ首・PC首は、人類史上初めての姿勢

スマホ首もＰＣ首も、人体として自然な姿勢から頭だけが前に出ることで、胸よりも前に顔があるという非常に不自然な状態になっています。

もちろん、これまでも人間が常に正しい姿勢ばかりで生きてきたわけではありません。しかし、**これほどまでに首が傾くという状態は、人類史上初めて**といっていいでしょう。もはや、全人類がその姿勢になってしまっているという勢いです。

そう考えると、私が抱いている危機感が、少しはわかっていただけるのではないでしょうか。スマホ首やＰＣ首によって、体の健康だけでなく美容やメンタル、そして生きていくうえでのパフォーマンスにも悪影響を及ぼすという、**これまでになかったリスクが人類にもたらされる**わけです。

たかが姿勢と思わず、人生を左右する要素として自分の姿勢を見直しましょう。

首で歪む上半身に対して、骨盤で歪む下半身

首の話ばかりしてきましたが、実は骨盤も姿勢に大きな影響を与える部位です。上半身は首で歪みますが、下半身は骨盤で歪むのです。

骨盤は、まっすぐ立っているのが正しい状態。しかし、実際は前後のどちらかに傾いてしまうことが多いのです。

骨盤は、いわゆる腹筋と背筋の間にはさまれています。**女性は男性に比べて腹筋が弱い傾向にあるので、腹筋の方が伸びて背筋が縮み、骨盤が前傾しがち。**つまり、反り腰になってしまうケースがよくあります。

骨盤の前傾で下半身が歪んだ反り腰になったうえに、スマホ首・PC首で顔が前に出てしまう。そんな状態を想像してみてください。かなり歪みのひどい姿勢になります。だから、不調を訴えるのは女性の方が多いのかもしれません。

日常的にトレーニングをしていたとしても、骨盤が歪むことはあり得ます。

女性は、月経前症候群（ＰＭＳ）の緩和などのために、内転筋など下半身を中心に鍛えている人が多いので、そういう場合、下半身の姿勢はきれいで、首の骨だけが前に出ていることがあります。

男性は、トレーニングをするとしたら、なぜか腹筋をはじめ上半身や体の前側の筋肉を鍛えることが多いです。すると、腹筋が縮んで背筋が伸びるため、女性とは逆に骨盤が後ろに傾きがちです。すると、背中が丸くなります。背中が丸いと、顔が前に出やすくもなりますね。

加齢でお腹が出てきたと悩む人も多いと思いますが、**お腹が出るのも実は、骨盤の歪みが大きく関係しています。**骨盤が歪んで腹筋をうまく使えずに、お腹に脂肪が溜まってきてしまうのです。

姿勢の良い人は、意識しなくても腹筋をはじめ、全身の筋肉をうまく使えています。

このように、首の骨や骨盤と筋肉とが相互に影響し合いながら、どんどん私たちの姿勢を悪くしていきます。また、その姿勢が体に脂肪を溜め込む原因にもなります。その代表格が、もっこり首なのです。

もっこり首だけでなく、**二の腕が脂肪でぷよぷよしてくることに悩む中高年は少なくありませんが、これも姿勢の悪さが一因です。**

スマホ首・PC首と同様に、巻き肩（両肩が前側に丸まった状態）になっている人は多いのですが、巻き肩がリンパの流れを阻害するからです。脇の下に「腋窩《えきか》リンパ」というリンパ節があるのですが、そこでリンパが詰まって排出できない状態になり、二の腕にどんどん脂肪が溜まっていってしまいます。

首の骨と骨盤とを正しい位置に保ち、筋肉を適切に使えるようになれば、かなり姿勢は整います。そして、脂肪が溜まりにくい体にもなるのです。

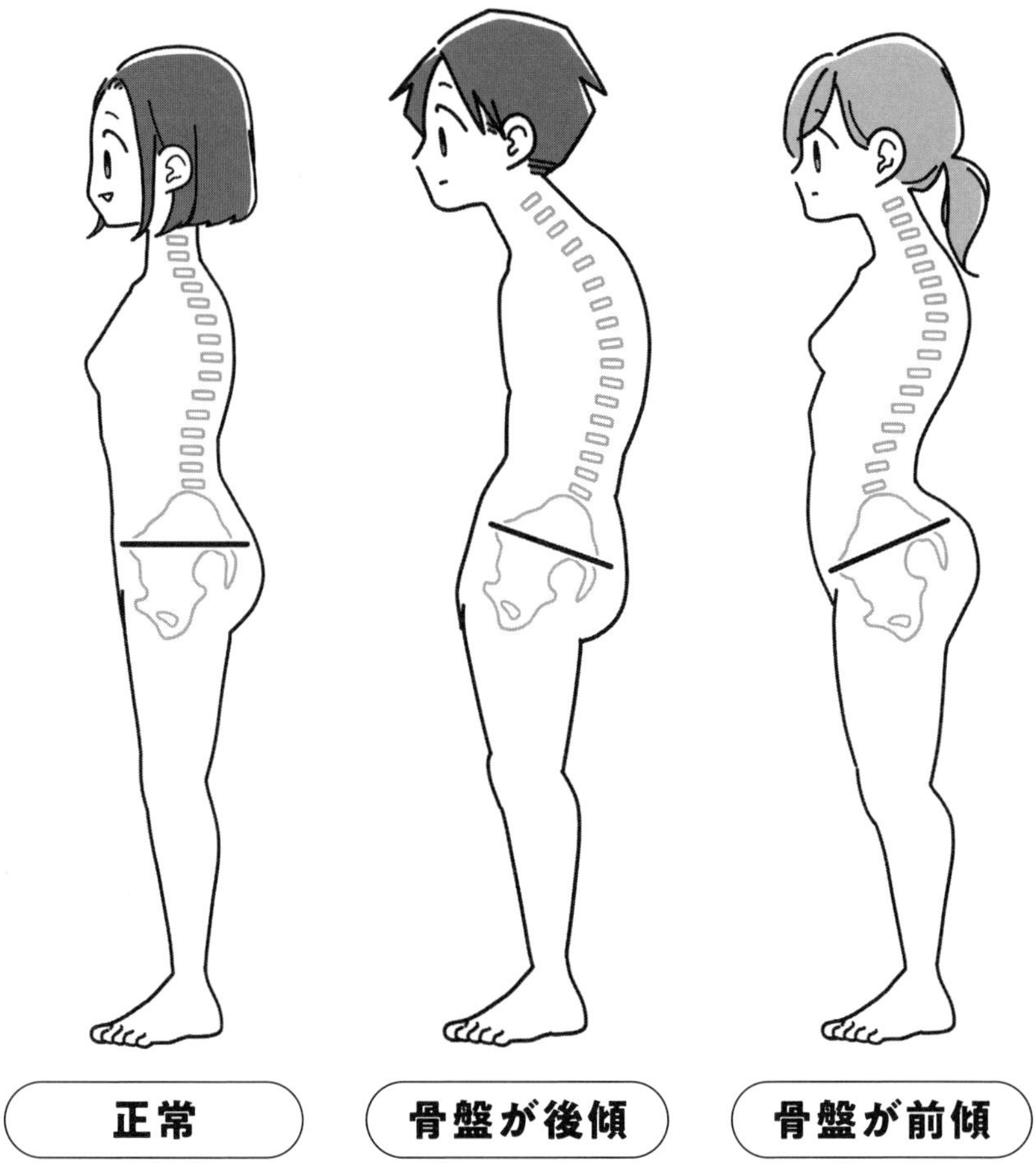
正常
骨盤が後傾
骨盤が前傾

CHAPTER 3

キーワードは、自律神経！

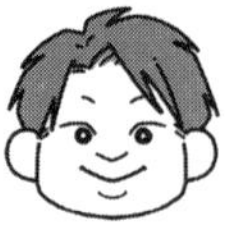

首から始まる全身の不調

首は、脳から指令を受けるあらゆる神経の
通り道だから、体にとっても最重要ポイントになる
「自律神経を圧迫しない首」を目指そう

姿勢の改善なくして、体の不調の改善なし

人間は、生物として身体の機能が正常に働くことで、心身ともに健康に生きていくことができます。病院で診断がつくような病気ではなくても、どこか調子が悪いと感じることはよくありますよね。それは、身体の機能が正常に働いていないということです。

私の整体サロンには、そのような「なんだかよくわからないけれど調子が悪い」というお客様がたくさんいらっしゃいます。そういう悩みに向き合い、施術によって筋肉をもみほぐしたり骨に働きかけたりして、少しずつこりや歪みを取ることでだんだんと体が正常に機能するようになっていくのです。そうやって、病気未満の不調を改善していくのが、整体師の仕事です。

体の不調の多くは、筋肉のこりや骨の歪みが血流や神経の伝達を阻害することで

起きてしまいます。では、そのこりや歪みをもたらす原因はいったいなんなのでしょうか。

それこそが、まさに「姿勢の悪さ」なのです。

前の章までにお伝えしてきたストレートネックも、頭が前に出てしまう不自然な姿勢のせいで血流が悪くなって、脂肪が首の後ろに溜まり、それがこり固まってもっこり首となっていました。

そして、それは見た目が変わるだけでなく、体の不調までをも引き起こします。

いろいろな症状に悩まされてサロンにいらっしゃるお客様の体をほぐし、歪みを修正するのが私の仕事ですが、施術から時間が経ってまた姿勢が悪くなってしまったら、本当の意味で元気になっていただくことができません。

何より大切なのは、根本的な原因となっている姿勢の悪さを改善すること。だから姿勢自体を改善するところまで見越して施術計画を組み、同じような不調をくり返さないようにアドバイスしています。

できれば、整体に頼らずに良い姿勢をキープできるようになっていただきたいのです。

こんなにも重要！ 首の役割

姿勢の悪さにもいろいろありますが、スマホ首やＰＣ首に代表される首の歪みは、特に体に大きな影響を与えます。なぜなら、**「首」という場所が体中に指令を送る脳と全身とをつなぐ通路になっている**からです。

脳からつながる中枢神経である脊髄も、その他の末梢神経も、すべての神経が最初に通過する重要な場所が、首です。脳に栄養や酸素を送る太い血管（椎骨動脈、総頸動脈）も通っています。

しかも、自分の体重のおよそ1割（5～6kg）もある重い頭を、起きている間中ずっと支え続けるというきつい仕事も任されているのです。そのせいで、首の後ろの筋肉はこり固まりやすくなる。すると、その筋肉が神経を圧迫し、脳からの指令の伝達を阻害してしまいます。

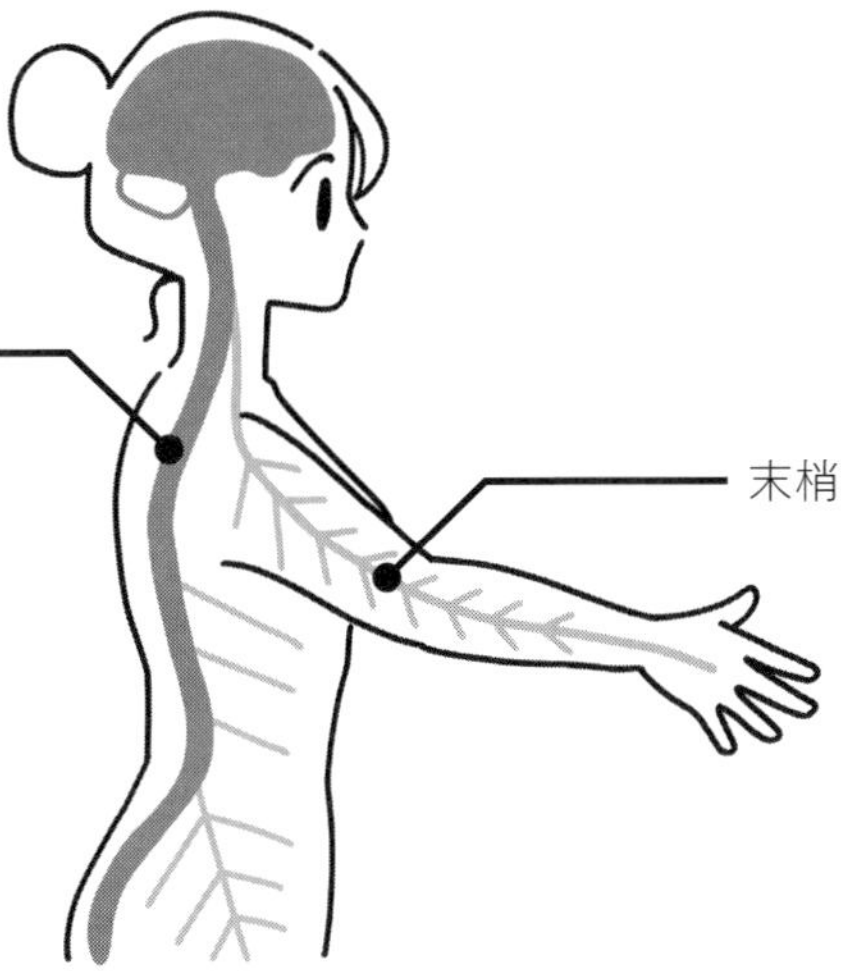

首は、生命活動にとって重要な中枢神経である脊髄の通り道であり、脳と全身をつなぐ末梢神経の大元でもあります。

神経が圧迫されると、体の不調に直結します。その重要な神経が集中している部位が、首なのです。

枕が合わないと悩む人も多いと思いますが、それは枕が首を圧迫しがちだから。首に負担をかけない枕を選ばないと、やはり体調不良につながります。そうでなくても、現代人は、**スマホやパソコンの使用によって、首に負担が集中**しています。首から下の姿勢が良い人はいても、首から上の姿勢が良い人は、ほぼゼロといってもいいでしょう。

全身の中で、首ほど重要な役割を担いつつ、酷使されているところは、ほかにないと私は思います。

よく聞く「自律神経」って何？

首はたくさんの神経の通り道となっているわけですが、神経の中でもより重要なのが「自律神経」です。自律神経が乱れると、たちどころに疲れやストレスを引き起こし、心身に悪影響を与えます。

みなさんも、自律神経という言葉自体はよく耳にすると思いますが、いったいどういう神経なのか説明できるでしょうか？

人間は、「体性神経」と「自律神経」の2種類の末梢神経によって体を動かしています。体性神経は、自分で体を動かそうという意思を伝達して動かす神経。例えば、物を取ろうと思って手を伸ばすときは、体性神経が働いています。

一方で、**意思に関係なく独立して働くのが自律神経**です。

実は、生きていくうえで体を支配するのは、圧倒的に自律神経の方です。生命活動に必要な内臓や血管の動きや血圧、呼吸などをコントロールするのは自律神経なので、体調にダイレクトに影響します。

つまり、自律神経の伝達が首のところで阻害されると、さまざまな疾患の原因になり得るということです。

また、自律神経は心身が活発な状態のときは「交感神経」として働き、休む状態のときはスイッチが切り替わって「副交感神経」になるという、アクセルとブレーキのような役割で、緊張とリラックスとのバランスを取っています。

だから、もし自律神経が乱れると、このバランスが崩れます。交感神経優位の緊張状態が続くと、ストレスが溜まってしまいます。逆に、副交感神経が優位になり過ぎても活力は低下してしまうので、バランスが大事です。

ストレスや活力は、その人のメンタルや集中力にも大きく影響してパフォーマンスが左右されるため、これもまた放置しておくわけにはいきません。

身体の機能全般だけでなくメンタルまでコントロールする自律神経。心身の健康のために、自律神経を乱すことのない正しい姿勢をキープしたいものです。

CHAPTER 4

脱「おばさん背中」!

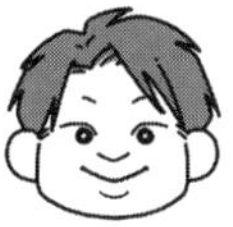

正しい姿勢を作る筋肉&骨格の仕組み

パッと見の印象は年齢では決まらない
「若くてもおばさん」と「おばさんでも若い」を
分けるのは、ズバリ筋肉と骨だった!

正しい姿勢を支える「菱形筋」「僧帽筋」「広背筋」

頭が前に出て姿勢が崩れると、背中が丸まってもっこり首になります。このシルエットには、若々しさがありません。「おばさんっぽい」と言われてしまう所以です。年齢が若くても姿勢のせいで老けて見られることは多々ありますし、逆に年齢を重ねていても姿勢が良ければ若々しく見えます。

姿勢の崩れは、筋肉が正常に伸びたり縮んだりする柔軟性を失って、伸びたま ま、あるいは縮んだまま固まってしまうことから起こります。「おばさん背中」を脱するためにも、ポイントになる筋肉の仕組みを理解しましょう。

まずは、菱形筋《りょうけい》。肩甲骨を寄せて胸を張る働きをしているので、ここが弱いといわゆる背筋を支えられず、背中を丸めるようになってしまいます。また、肩甲骨を動かすと「痩せる細胞」とも呼ばれる褐色脂肪細胞が活性化します。**菱形筋は、痩**

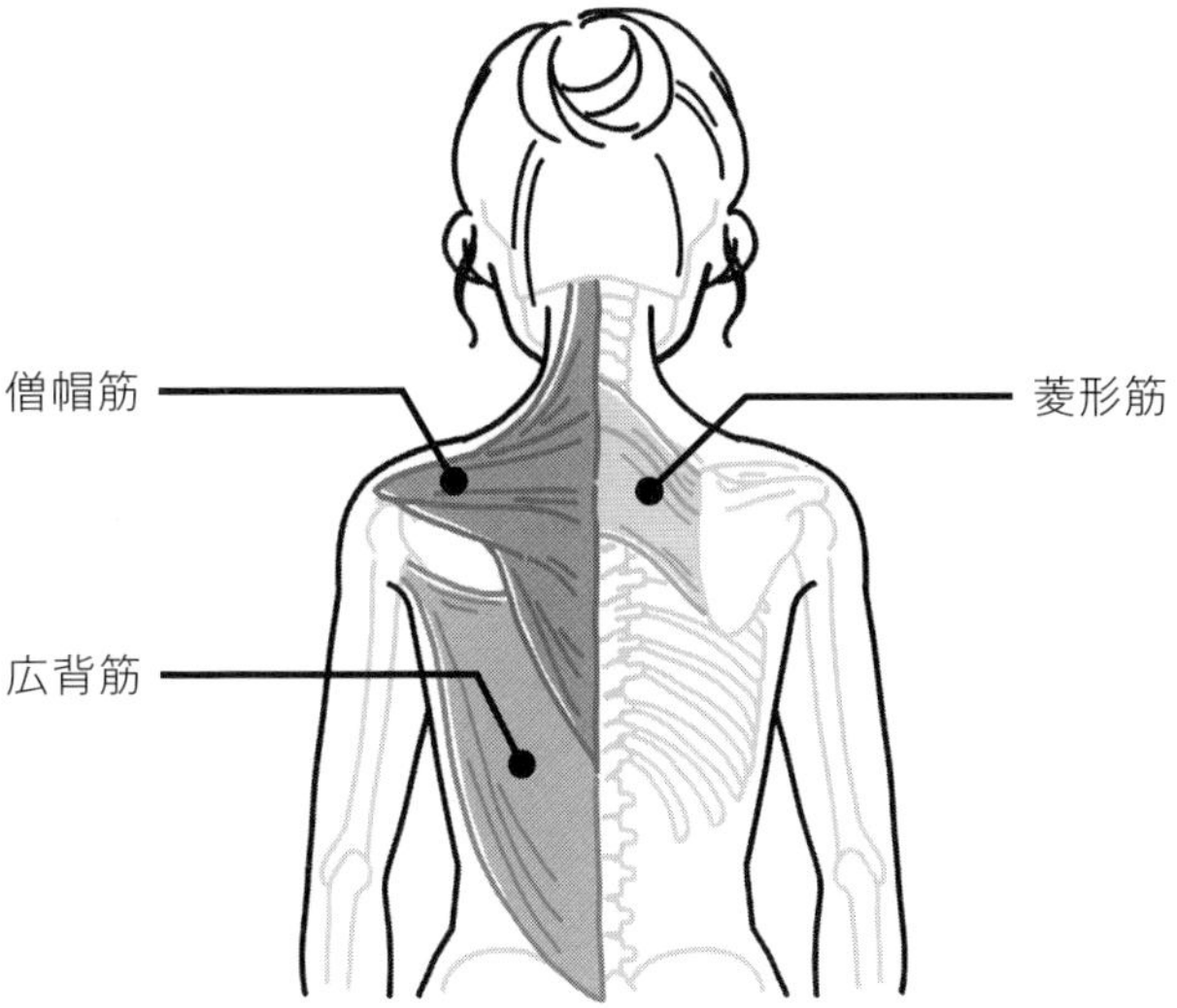

菱形筋は、背骨と肩甲骨をつなぐ、体の内側にあるインナーマッスル（深層筋）。
僧帽筋・広背筋は、体の表側にあるアウターマッスル（表層筋）。

せる体を作るために、非常に重要な筋肉なのです。当然、そこが動かなければ代謝が悪くなり、「おばさん背中」に拍車がかかります。

次に、菱形筋を覆うような形で広がっている僧帽《そうぼう》筋。**首が頭をまっすぐ支えるためには僧帽筋が収縮しなければなりません**が、常に頭が前傾していると、この筋肉が伸びて力を失ってしまいます。

そして、広背《こうはい》筋。脇から腰の後ろまで、背中の広い部分を覆っている筋肉です。**広背筋が伸びたままで縮むことがないと、肩を後ろに引っ張ることができません。**するといわゆる巻き肩になって、背中を丸めがちになります。

我々の姿勢、そして「痩せる体」は、これらの筋肉によって支えられているのです。

そもそも「正しい姿勢」とは？

姿勢の悪さや崩れについてお伝えしてきましたが、それでは「正しい姿勢」というのはどういう状態を指すのでしょうか。

それは、**体の中央を縦につなぐ「正中線」がまっすぐになっている状態**です。

座っているときは、「腰（脚の付け根）」「肩」「耳」をつないでみて、それが縦にまっすぐになっているかどうか確認してみてください。スマホ首やPC首の人は、耳が前に出ていて、肩が後ろに下がっていることが多いです。

立っているときには、前述の3点に加えて「膝」「くるぶし」の位置をつないでみてください。O脚やX脚など、脚に歪みがある場合は、これらの位置が正中線からずれていることが多いです。

正中線を知ることで自分の体の歪みを知ることができます。普段から、この正中線がまっすぐになっているか、意識してみましょう。

正しい姿勢

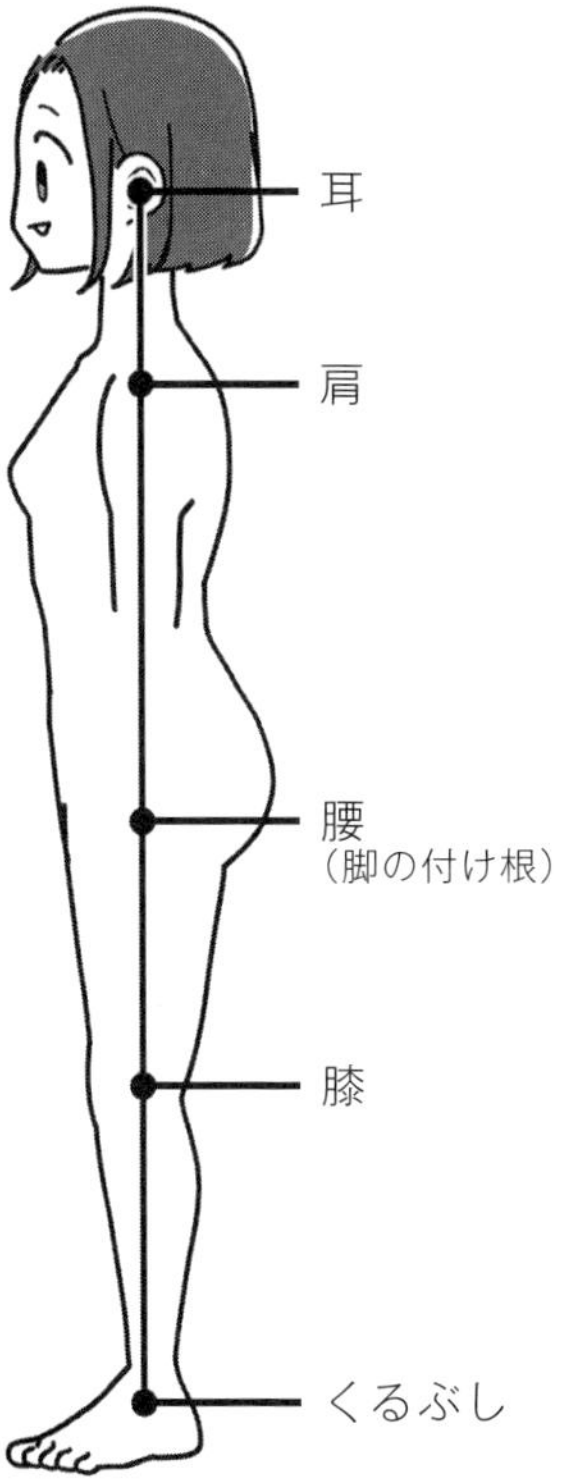

立ったとき

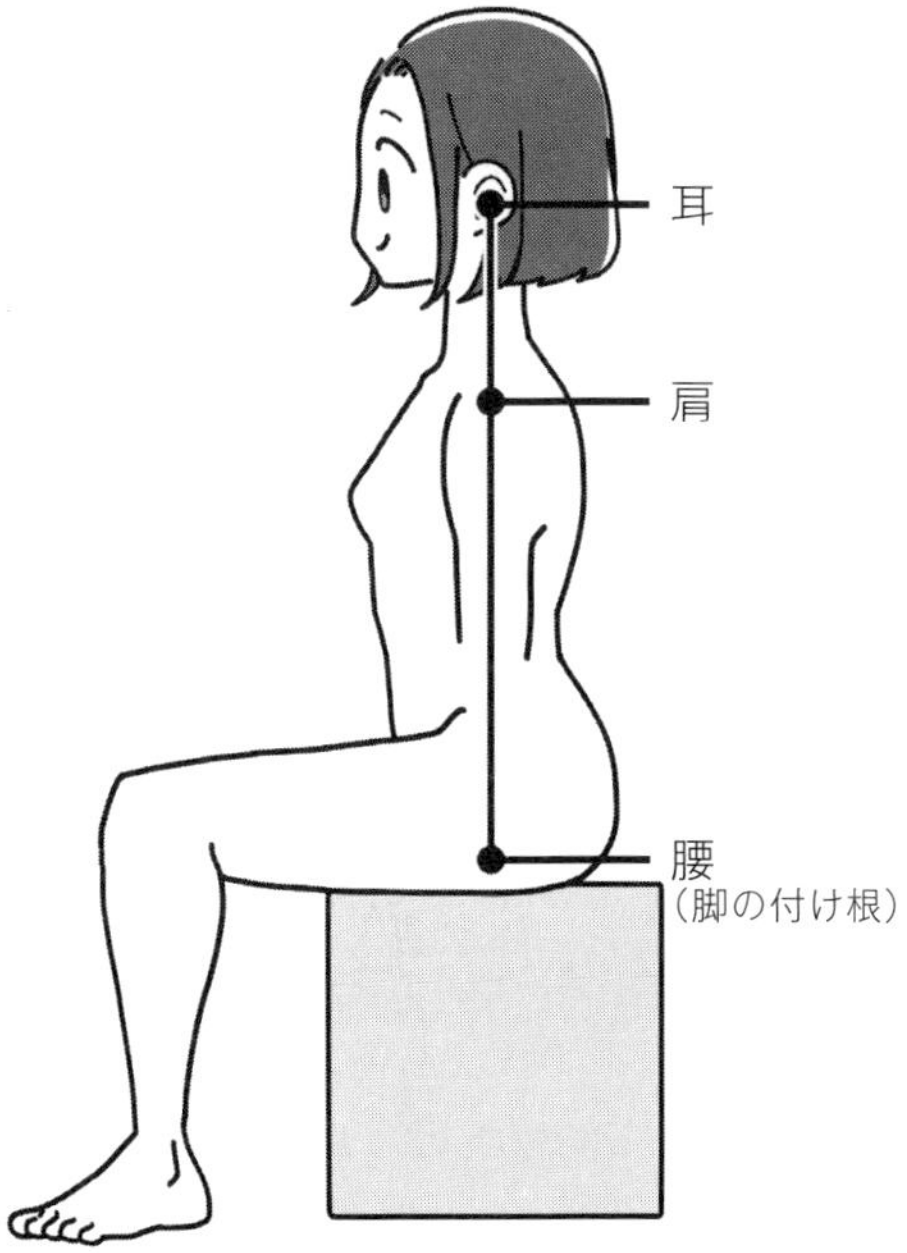

座ったとき

固まった筋肉が骨をも歪める

姿勢の崩れは、筋肉が正常に伸び縮みせずに固まってしまうことから起こるということをお伝えしました。そして、固まった筋肉は、ときに骨をも歪めてしまうのです。

例えば、巻き肩といわれる肩が前側に丸まってしまう状態がありますよね。肩まわりの前側の筋肉がギュッと縮んで固まったせいで巻き肩になるのですが、そうなると肩関節も前側に歪み、肩の可動域が狭くなっていきます。

つまり、筋肉が固まったり伸びて引っ張る力が弱くなったりすると、骨はそれに影響されて歪んでいくわけです。

頭が前に出てしまうスマホ首やＰＣ首の場合、首のすぐ下あたりの背骨部分の「上部胸椎」の周辺が丸く歪んでいきます。この骨の丸みが、姿勢の悪さを固定化することにもなります。

こうした骨の歪みも、筋肉を鍛えることで改善していきますし、逆に筋肉を鍛えない限りは改善しません。

整体の施術では、直接骨に作用するアプローチを行うことがあります（74ページ参照）。スマホ首やPC首で丸まった上部胸椎に丸めたタオルを当てて、一瞬で骨を押し込むのです。すると、瞬間的に背中の丸みが取れます。

しかし、たとえ骨の歪みが取れたとしても、それで終わりではありません。骨まわりの固まった筋肉を入念にもみほぐすことが必要なのです。

正しい姿勢を手に入れるためには、固まった筋肉と歪んだ骨の両方を改善していかなくてはなりません。整体に行かなくても、セルフケアの方法はあります。

どちらも一朝一夕に変化が見られるものではありませんが、セルフケアを続ければ改善につながっていくでしょう。

根気よく向き合って、「おばさん背中」にさよならしましょう！

CHAPTER 5

具体的に何をする？

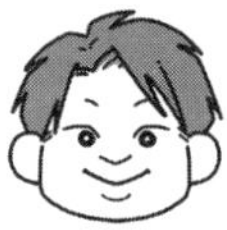

正しい姿勢の作り方

正しい姿勢のために自分なりにできることは
日常生活でのケアとタオルトレーニング＆骨盤サポート
結果が出ることを信じて続けよう

日常生活の中でできる姿勢改善法

この章では、姿勢の改善、特にスマホ首やＰＣ首を改善するために具体的に何ができるのかをお伝えしていきます。

姿勢を良くするためのいちばんの近道は、特殊なトレーニングでも過激なダイエットでもありません。何よりも、普段から姿勢を意識して、良い姿勢でいること。**良い姿勢は、良い姿勢によって作られる**のです。

①「首」ではなく「目線」を動かす

スマホやパソコンの画面を見るとき、顔を画面に近づけてしまうのはなぜでしょうか。だから、頭が不自然に前に突き出るわけです。でも、人間は眼球だけを動かすことができますよね。本来は、顔を近づけなくても眼球を動かして視線を画面の方に向けるだけで支障がないはずなのです。

昔、ノートに書きものをするときや本を読むときに目を近づけ過ぎると、親から「目が悪くなる！」と怒られたものでした。今考えれば、こうした注意は姿勢の矯正にもなっていたのだと思います。

眼球に働いてもらい、視線だけを動かすことを意識しましょう。

②体を動かすときに筋肉を意識する

多少、姿勢が悪くても、それを正す筋力がしっかりついていれば、筋肉や骨の歪みは定着しにくくなります。もちろん、ジムに通って筋トレができればいいのですが、そこまでできないという人でも、日々の生活の中でできることはあります。

例えば、重いものを運ぶときドスンと置かずにゆっくり丁寧に置いて、特に肩から背中にかけての筋肉を意識するようにしてみてください。テレビを見ながらダンベル運動をしたりプランクで体幹を鍛えたり、電車でただ立っているだけでも、姿勢、そして筋肉を意識するのとしないのとでは、継続すれば大きな違いになります。

③呼吸は「吸う」より「吐く」を大切に

呼吸という動作は、息を吸うときに首と肩の筋肉を使い、息を吐くときにはお腹の筋肉を使います。

多くの人は、息を吸うことについ意識を向けてしまいがちです。酸素という必要なものを体内に取り入れたいという潜在意識があるからかもしれません。

でも、そうやって吸う時間が長く、吐く時間が短くなると、首と肩の筋肉ばかり使うことになって緊張してしまうし、お腹の筋肉は縮こまったままです。

だから、「吸う：吐く」が「1：2」くらいになる意識で呼吸をしてみてください。

そもそも吸う息を100とすると、100すべて吐ききらないと次の100を吸うことができないのです。みなさんは、だいたい70くらいしか吐いていません。すると、次に70しか吸えないということになります。

こうして呼吸が浅くなっていくと、使う筋肉がどんどん偏って歪んでいきます。

④座りっぱなしにならないように

普段、仕事などで座っていることが多い人は、15分に1回程度は固定された姿勢を解放してあげましょう。30秒くらいで十分なので、ストレッチをしたり立ち上がって歩いたりしましょう。

歩くことで、骨盤を動かすことができます。座りっぱなしだと骨盤が傾きがちになるので、そのまま骨盤が歪んでしまわないようにしたいのです。歩くだけではなく、首を回したり両腕を広げて胸を開いたりすることができればよりいいですね。オフィスなどではまわりの目が気になるかもしれませんが、私は、たとえ打ち合わせや会議の途中でも、周囲に断って少しだけ体を動かすようにしています。

最近は、スタートアップ企業などで、仕事中に社員が体を動かせる設備や器具を用意するケースも増えていますよね。仕事のパフォーマンスを上げるためにも、こうした仕組みは、非常に理にかなっているといえるのです。

姿勢を正すためのタオル活用法

ここでは、身近なアイテムを使って姿勢を正す方法を紹介します。まずは、タオルを使ったトレーニングです。

とても簡単ですが、姿勢のポイントとなる**菱形筋・僧帽筋・広背筋の3つの筋肉を一度に鍛えることができます。**さらに、筋肉には「主動筋・拮抗筋」という関係があり、例えば、背面の筋肉が縮むと、反対側にある前面の大胸筋などが伸びる作用があるので、大胸筋を開くトレーニングにもなります。

もし日常的なデスクワークがないとすると、2週間も続ければ効果を実感できますし、デスクワークしながらでも、続けていれば改善していきます。

タオル1枚あれば、誰でもどこでも手軽にできるトレーニングです。ぜひ習慣化してください。

背中を鍛える タオルストレッチ

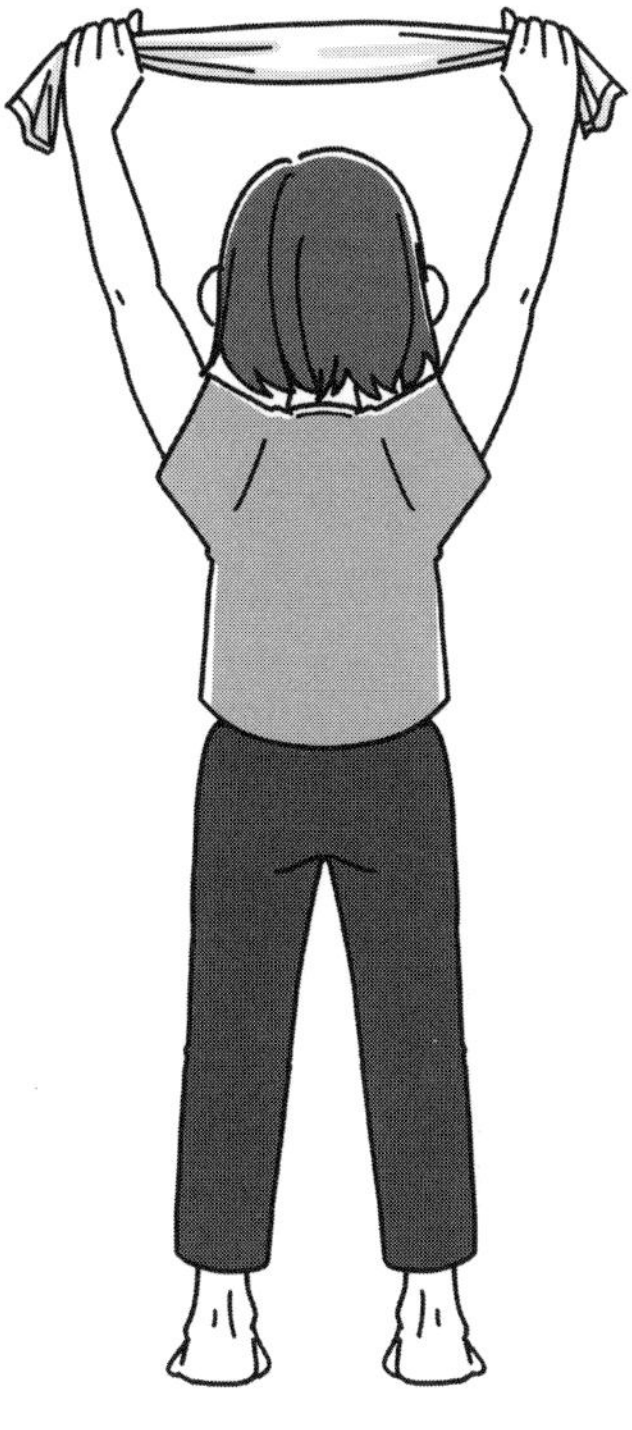

1

タオルの両端を持ち、肘を伸ばして腕を上げる。タオルの大きさは、フェイスタオルやスポーツタオルがやりやすくておすすめ。

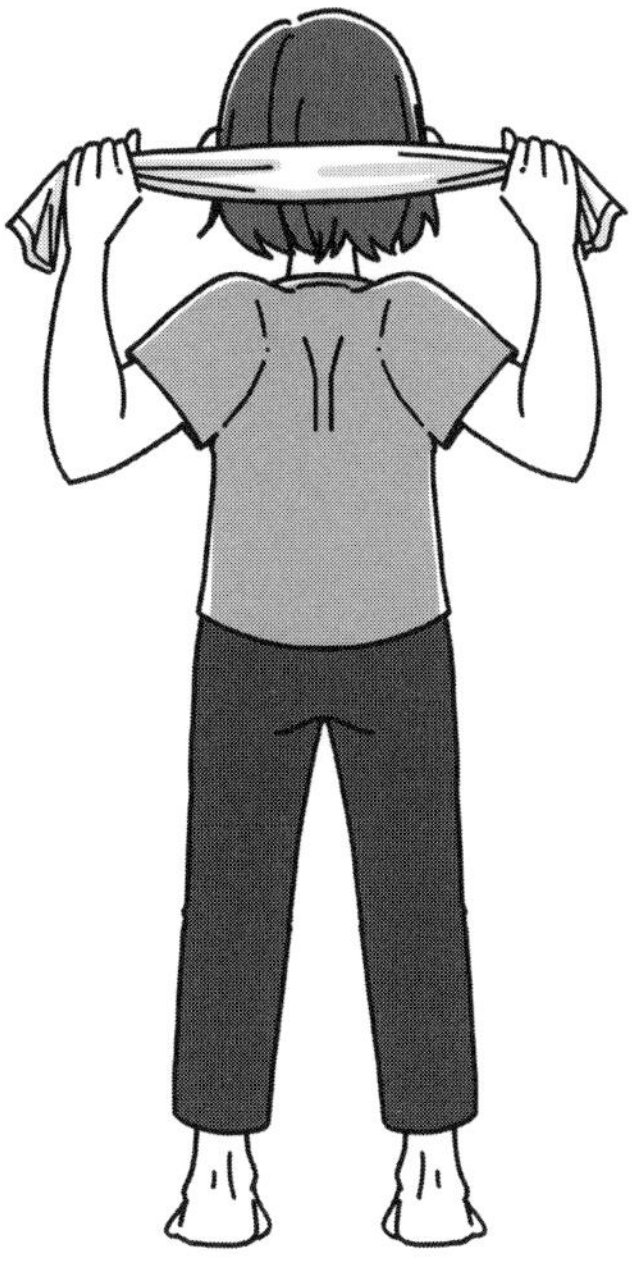

2

伸ばしたタオルが頭の後ろにくるように肘を曲げる。肘を曲げ伸ばしして、30回。肩甲骨を体の中心に寄せるようなイメージで。

座るだけ！骨盤立て

長時間イスに座っていると、骨盤が傾きがちです。前傾して反り腰のようになるか、後傾してお腹がぽっこりするか、どちらにしても正しい姿勢ではありません。タオルを巻いて円柱状にして、座っているときにお尻の下に敷いているだけで、骨盤をサポートし、まっすぐに立たせる効果があります。

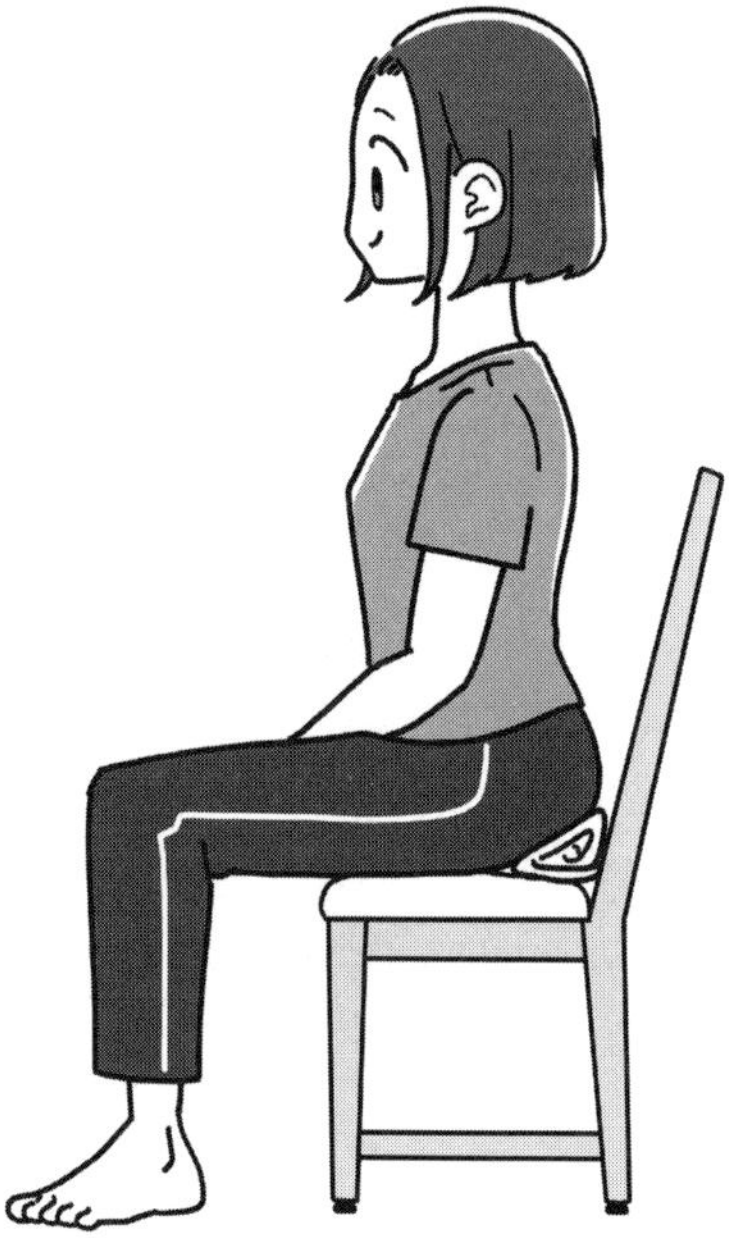

タオルを円柱状に丸めて、お尻の後ろ半分に敷くようにして座る。骨盤の傾きを抑制し、骨盤を立たせるサポートになる。

大切なのは継続！　でも…

ここまで正しい姿勢を作る方法を紹介してきましたが、姿勢を矯正するためには、継続あるのみです。とはいえ、毎日姿勢のことを意識しながら生きるのは、決して容易ではないですよね。

もちろんセルフケアを続けることも大切ですが、スマホやパソコンを手放せない日常では、**姿勢を正すことと姿勢が崩れることは、いたちごっこ**ともいえます。整体は、そうした悩みを解決するためにあるのです。

では、整体は、スマホ首・PC首に対してどのようにアプローチするのか。

私はまず、背骨の一部である上部胸椎と呼ばれる骨を、後ろから前に押してまっすぐに戻します。首の骨が前に傾く状態が固定化しているせいで、上部胸椎が湾曲しているからです。

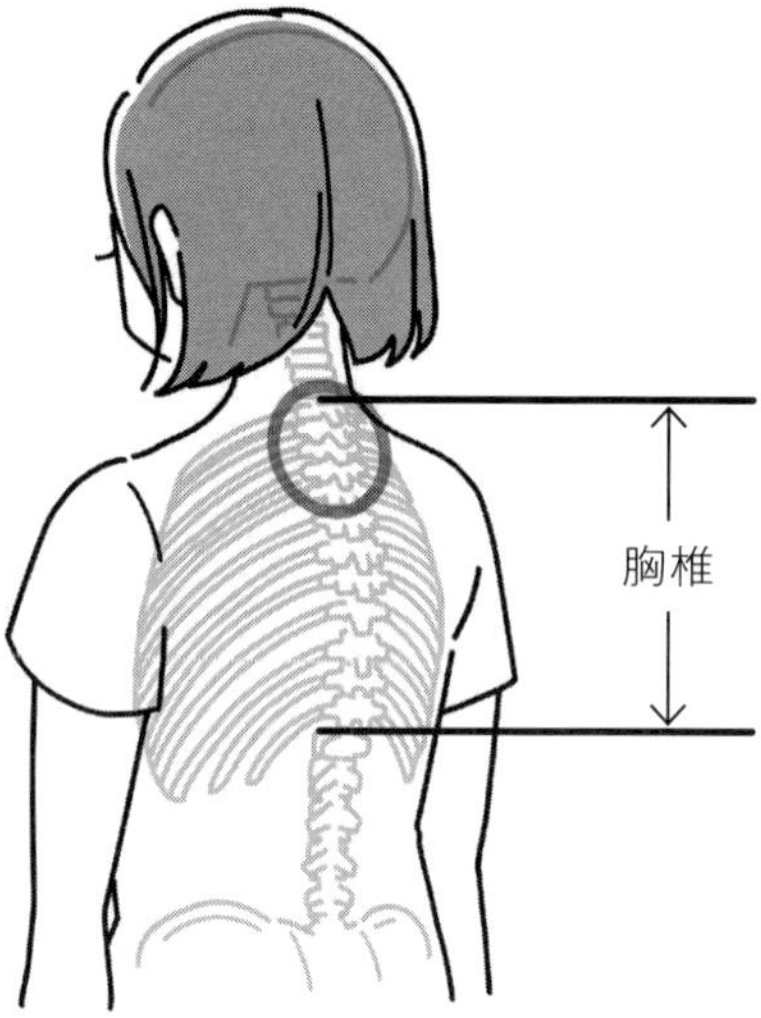

上部胸椎は、肩甲骨の間あたりにある背骨のこと。整体では、この骨を後ろから前に押し込むことで姿勢を矯正する施術がある。

施術としては、丸めたタオルを上部胸椎に当てて、一瞬で押し込みます。多くの場合、「ボキ！」と音がして骨が動きます。一度で完全にまっすぐにはならなくても、これをくり返していくことで改善します。

上部胸椎の歪みを取ったら、次はそのまわりの筋肉をよくもみほぐします。上部胸椎を動かすのは一瞬ですが、もみほぐしには時間をかけます。

歪んだ骨と固まった筋肉。その両方を改善していかなければ、根本から正しい姿勢には戻らないのです。

このように骨と筋肉に直接アプローチする施術を、一人ひとりの体の状態に合わせて計画的に進めていけば、姿勢は徐々に改善していきます。

しかし、近くに整体院がないとか、時間が取れないとかお金がないとか、さまざまな事情により、こうした施術を受けられる人ばかりではありませんよね。

そんな人たちは、姿勢の悪さからくる体調不良を我慢しなくてはならないのか？

いや、それでいいはずがない。私はそう考えて、今、装着するだけで姿勢が矯正できるグッズの開発に取り組んでいます。

スマホ首やＰＣ首、もっこり首対策に効果的で、いつでも手軽に使用できる姿勢矯正グッズです。装着すると、上部胸椎に作用する整体の施術と類似の効果を得られ、正しい姿勢を意識づけることもできます。

姿勢を悪くする環境に取り囲まれている今の時代、姿勢を矯正することは簡単ではありません。でも装着するだけなら、整体に通えない人も、セルフケアをなかなか継続できない人も、姿勢の改善に取り組めます。

上部胸椎を押し込むような仕様にしたところが、これまでの矯正グッズにはない最大のこだわりです。骨にアプローチすることで、姿勢を正します。

CHAPTER 6

後からでは、取り返しがつかない！

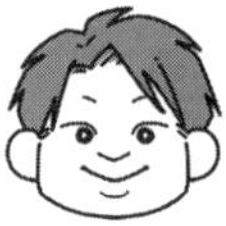

気をつけたい子どもの姿勢

今の子どもたちが直面している大きな危機に
気づいていますか？　子どもたちに未来を託せますか？
大人の義務として、姿勢改善の意識を持とう

整体院に子どもたちがやって来る!?

みなさんは、整体院にはどんな年代の人がやって来るイメージがありますか?

私は、自分が整体師になるまでは中高年の人たちが来るところだと思っていましたし、実際に整体師になってみても、そのイメージ通りでした。肩こりがひどいとか膝が痛いとか腕がしびれるとか、「忙しく仕事をしているとそんな体のトラブルが出てくるよね」「年齢を重ねれば、どうしても体の老化にともなって不調を感じるよね」と、そのつらさを想像することもできました。

ところが、**2014年頃からです。親に連れられて、子どもたちが私のサロンにやって来るようになったのです。**

それは、「頭が痛い」「肩が痛い」といった悩みを抱えるお子さんたちでした。体を診させてもらうと、どうも首の歪みが原因のようなので、首にアプローチしてみると、症状が改善する。そんな子どもたちがどんどん増えていきました。

彼らの生活状況などについても、よく話を聞くようにしています。すると、家でスマホをずっといじっていたり、タブレットでＹｏｕＴｕｂｅを見るのが好きだったりする子ばかり。スポーツなどで体を動かしている子は、いませんでした。

子どもたちにまで、スマホ首が広がっている！　私は危機感を覚えました。

２０１４年は、スマホの個人保有率が5割に迫ろうかという年（89ページ参照）です。小学生ではまだ少なかったかもしれませんが、中学生では所持する子も増えていたでしょう。そして、年齢が低いほど興味のあることに没頭して自分をコントロールできないので、大人よりももっとスマホに熱中してしまう。

ほんの数年で、スマホがこんなにも子どもたちの首を歪めているなんて、ものすごい影響力だと思いました。

このままでは、スマホ首が現代病のひとつになり得る。しかも、老若男女すべての人にリスクがあり、心身すべてに不調をきたす恐ろしい現代病に！

みなさんも、そしてみなさんのお子さんも、現代を生きる私たちはみんな、そういう危機に直面しているのです。

子どもの不調がスマホだとは気づいていない

問題だと思うのは、お子さんを連れて来る親御さんたちも、なぜ我が子が不調を訴えているのか理解していないということ。ただ「頭が痛い」「肩が痛い」といった症状にしか目を向けていないのです。

しかし、首の具合と普段の生活スタイルから、子どもたちの不調の原因がスマホやタブレットにあることは、間違いありません。

今では「ストレートネック」という言葉が認知されてきたとはいえ、一般的には我が子の不調がスマホのせいだと思っている人は、まだまだ少ないのです。もしかすると、薄々気づいてはいるけれど、**生活を改善しなくてはならないことが面倒くさくて、気づかないふりをしている人もいるのかもしれません。**

私は、一整体師という立場から「お子さんにスマホをやめさせてください」とは言えません。ただ、幼少期からスマホを使わせるリスクは、喚起したいです。

小学生の4人に1人が肩こりに悩んでいる!?

子どもたちがスマホ首のせいで訴える不調は、多岐にわたります。**頭痛、肩こり、首のこりだけでなく、自律神経失調症による睡眠障害や内臓の不調、さらには鬱症状まで**をも引き起こす可能性があります。

いくら若くても、スマホの長時間使用によって首の骨が前に出て姿勢が崩れてしまえば、長年の生活習慣や仕事で姿勢を崩してしまった中高年と同様に、深刻な体の不調を訴えるようになるということです。

私が子どもの頃は、肩こりは大人の専売特許のようなものでした。そして、父の日や母の日に「肩たたき券」をプレゼントするのが子どもの役目。つまり、子どもは肩こりとは無縁の存在だったはずです。

しかし、今や子どもも立派な肩こりの常連客になっています。肩こりに悩む子ど

お子様は【肩のコリ・ハリ】【首のコリ・ハリ】の症状を気にしていますか？

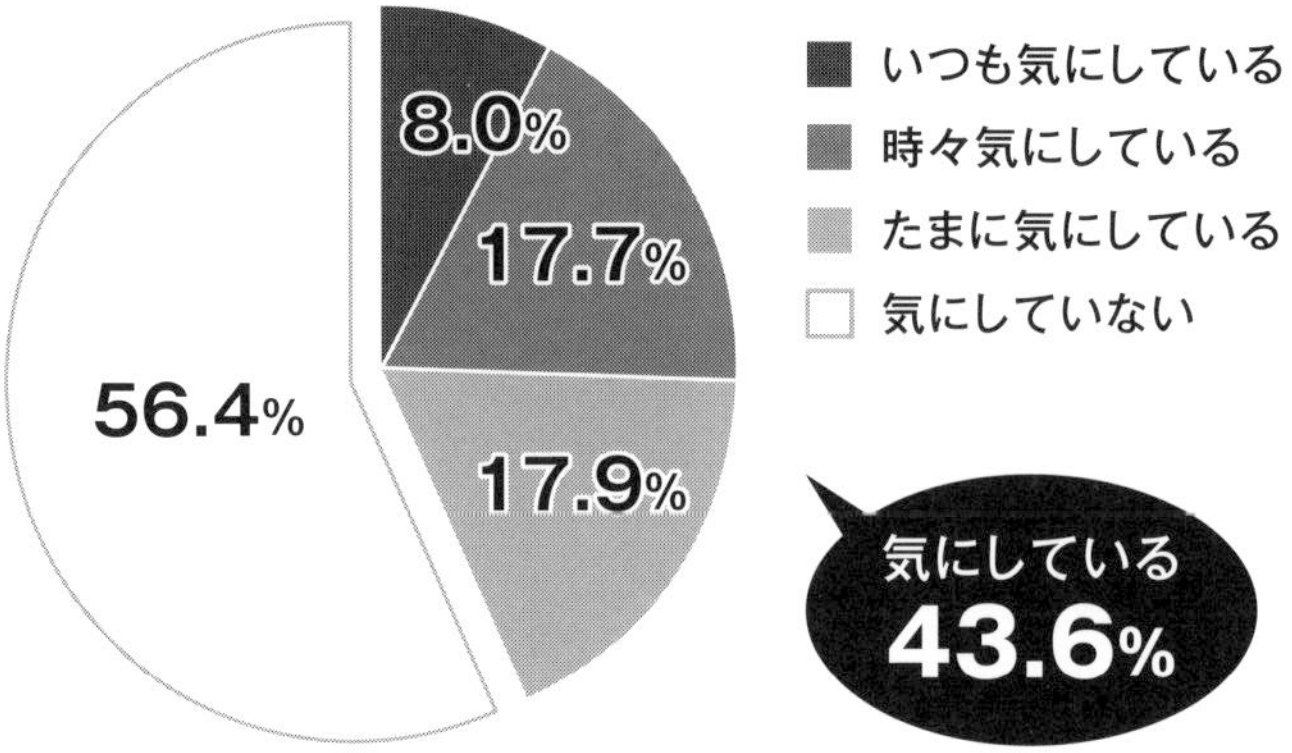

出典：コロナ禍で深刻化する"子供のコリ"の実態調査（ピップ株式会社、2021年2月）
※小学生·中学生の子どもを持つ母親（35～50歳）463名に調査（単一回答）

母親へのアンケートでも、4割以上の子どもが、肩や首のこりを訴えているという結果に。新型コロナウイルス感染症の流行も影響か。

もが増えているという実感はありましたが、**小学生の25・1%、中学生の31・2%、高校生の65・3%が肩こりに悩んでいる**というデータ（※3）を見て、とても驚いたことを覚えています。小学生ですら、4人に1人は、肩こりを訴えているのです。

そして、中学から高校へと年齢が上がるにつれ、どんどん肩こりの割合は上がっていきます。もちろん原因はひとつではないと思いますが、私は、スマホ歴が長くなっていることがこの割合を押し上げていると考えています。

※3　急増する「子供の肩こり」は、どう対処する？―ホスピタクリップ（株式会社イーエックス・パートナーズ、2018年3月）

子どもに「良いお手本」がいないことが問題

本来なら、子どもたちに「長時間スマホばかり見ないようにしよう」「スマホを見るときは姿勢に気をつけよう」と、大人が注意すべきなのです。しかし、今の大人はなかなか注意することができなくなっているんですよね。

その理由は、自分自身が良いお手本になれないから。では、なぜお手本になれないのか。その原因は、大きく分けて4つあると思っています。

①大人もスマホを手放せないから

大人自身もスマホに時間を費やし、崩れた姿勢でスマホを見ている人だらけ。そんな大人に注意されても、子どもは「自分はどうなの?」と反発します。

②姿勢の崩れが健康に与える悪影響を理解していないから

イメージで「姿勢が悪いと健康に良くなさそう」と思っていても、「姿勢の悪さが引き起こす不調」を理論的にしっかり教わる機会は、まずありません。だから、いまいち具体的に危機感を抱けないのだと思います。

③多様性の時代で、姿勢を注意しにくくなったから

本当は健康面でも大きな問題があるのに、昔はお行儀や礼儀の面で注意されていた姿勢。そのため、事実と異なり非科学的と思われ、今の時代の中で、注意しにくい環境になっているのではないでしょうか。

④「道」の文化が廃れてきているから

「剣道」「柔道」「茶道」などでは、姿勢も厳しく指導されます。しかし、そうした伝統文化は今の子どもたちにとって身近なものではなくなっています。

姿勢の悪さが子どもの未来をも奪うかもしれないということを、親御さんにも学校の先生にも知ってほしいと思っています。

テクノロジーの進化が子どもの姿勢を歪めている

スマホが子どもたちの姿勢を歪める大きな要因だということは、この章で何度もお伝えしてきました。ただ、それ以外にも子どもを取り巻く環境が、姿勢の悪化に拍車をかけています。スマホで悪くなっている姿勢を正常に戻すだけの力が、環境のせいで子どもたちから失われているのです。

私が小学生の頃は、毎日のように公園で遊んでいました。

すでにテレビゲームが登場して大流行していた頃でしたが、それでも1台のゲーム機と1台のテレビをみんなでワイワイと囲むような遊び方をしていた時代です。そして、ゲームに飽きると外に遊びに出ていったものです。

しかし、子どもが体を動かす遊びをしなくなっているのは、みなさんもご存じの通りです。「道路族」なんて言葉が生まれるように、まず外で遊べるような場所自体が減っていきます。そして、ゲーム機は、今や１人１台の時代。ゲーム内容も高度化し、オンライン対戦やボイスチャットなど、子どもたちを飽きさせないような工夫が満載です。だからますます外に行く気も起きず、ゲームだけに集中する環境が作られます。

実は、趣味の変化による姿勢の変化については、私の母親でも、その歴史を目の当たりにしています。もともとは読書が趣味で、その頃はとても姿勢が良い人でした。それが、ゲームボーイで『テトリス』をやるようになってからというもの、少しずつ頭が前に出始めたのです。さらに、スマートフォンでパズルゲームをやるようになって、もっと頭が前に出るようになりました。もちろん、ゲーム自体に罪はないのですが、**テクノロジーが進化し、人々の趣味が変わることで、結果的に人間の姿勢は悪化している**といえます。

現代人は視力も悪いので、すると画面に顔が近づきがちです。意識したいのは、スマホの持ち方。同じ画面に近づくにしても、顔を画面に近づけるより、スマホの方を顔の近くに持ってくる意識の方が、良い姿勢が保ちやすいと思います。

子どもは、遊ぶだけで勝手に体が鍛えられます。缶蹴りやケイドロ（ドロケイ）

など、昔から伝承の外遊びでは、走ったり摑んだり蹴ったりすることで、自然と筋力や体幹が鍛えられ、ボディーバランスが向上したものでした。

遊びで筋力が培われているという事実を、私自身が実感できた経験があります。YouTubeでの企画で、1時間すべり台をやってみたことがあるのですが、たった10分遊んだだけで、疲労困憊《こんぱい》でした。子どもの頃は、すべり台で遊んでいて「疲れたなー」なんて思ったことはないですよね。そのくらい、子どもは遊びの中で自然に体を鍛え、正しい姿勢を獲得しているのです。

しかし、**体を動かすことのない今の遊びでは、筋力も体幹も低下していくしかありません。**正しい姿勢に必要不可欠なそれがない今の子どもたちは、スマホによって崩れた姿勢のまま、筋肉などが固定されていきます。

ただし、もちろん例外もあります。

スポーツをやっている子どもが整体院に来ることは、まずありません。少なくても私は、スマホ首に悩むスポーツ少年、スポーツ少女を見たことはありません。

体を動かして遊ぶ環境がないのなら、意識して運動する機会を作るべきです。

スマホネイティブの子どもはもっと危険！

青春時代にはまだスマホがなく、スマホを手にしてからたかだか十数年の私のような大人の多くも、スマホ首に苦しんでいます。

しかし、生まれたときからスマホがあり、**幼い頃からスマホを見ることが当たり前の環境で育つ子どもたちは、今の大人の何倍もの長い年月を、頭が前に突き出た姿勢で過ごすことになります。**そのうち、受験勉強で机に向かう時間や、仕事でパソコンを使う時間も増えていきます。

親の都合で、赤ちゃんの頃からスマホやタブレットに相手をしてもらっている子は多いです。やがて遊びやコミュニケーションの中にスマホが入り込み、そうすると、スマホ首とＰＣ首が複雑に混在する、ますます厄介な首の歪みにつながっていくでしょう。

それは、今の子どもたちにとっては、スマホ首やＰＣ首が、私たち大人と比較し

スマートフォンの個人保有率の推移

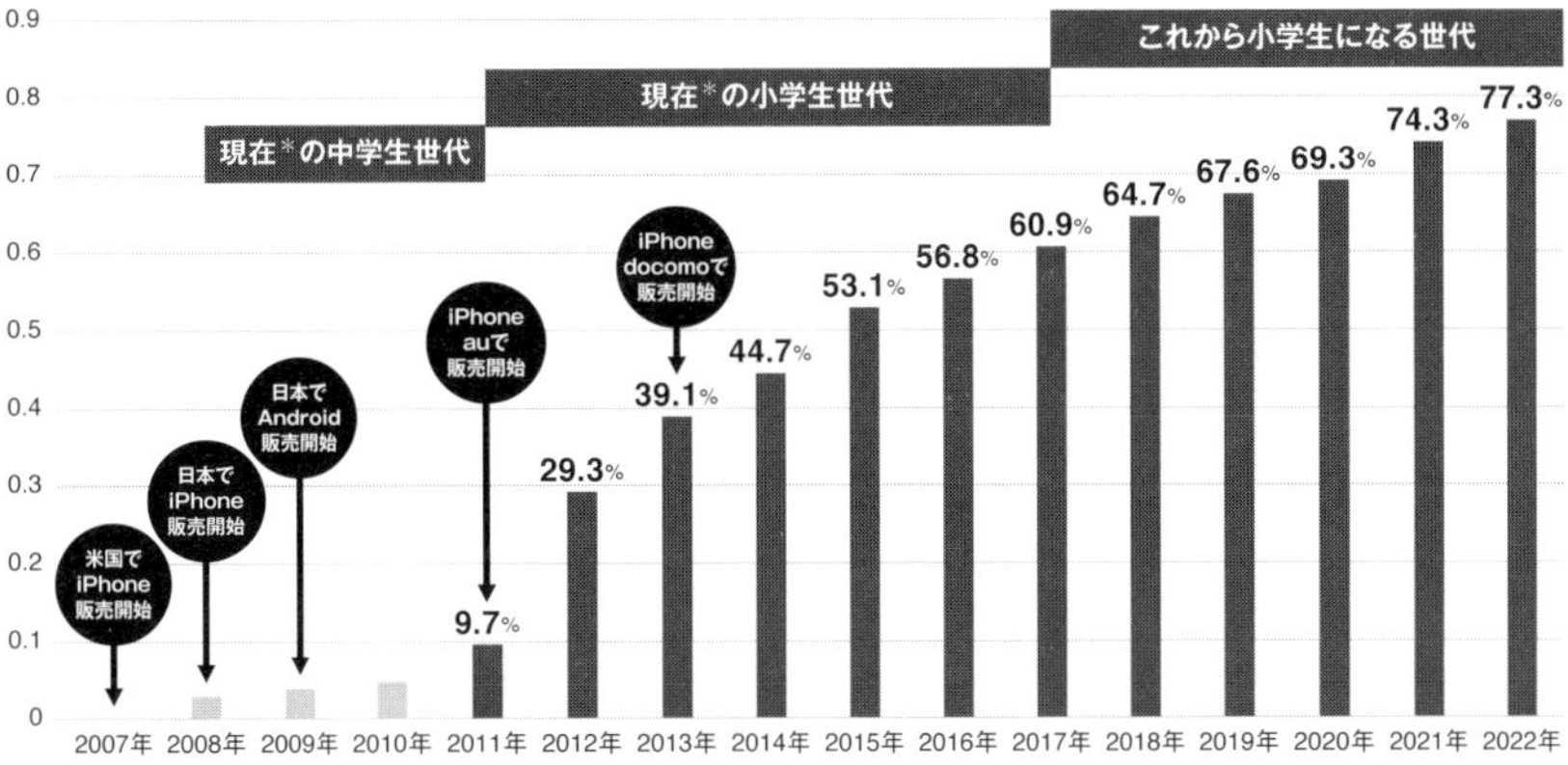

出典：『通信利用動向調査』（総務省、2017-2023年）　＊2023年3月時点の学年

スマートフォンの登場が人類の姿勢を劇的に変化させたように、今後のテクノロジーの進化は、私たちに何をもたらすのでしょうか。

てもずっと深刻な健康問題になり得るということです。**もしかすると、今までになかったような病気の引き金になるかもしれません。**スマホネイティブの子どもたちにそうしたリスクがあることは、もっと知られてもいいと思います。

姿勢の歪みが長期間に及べば、勉強や仕事といったパフォーマンスにも大きく影響します。子どもの頃から１００％のパフォーマンスを出すことができなくて、それが自分のもともとの実力だと思い込むことになったら、その子の可能性は狭まってしまいます。

すべての子どもたちがその子なりの力を発揮できるようになるためにも、小さい頃から正しい姿勢を身につけることは、日本全体にとっても非常に重要な課題だといえます。

子どもの姿勢のために大人ができること

姿勢は、体の健康ばかりか心の健康にも関わっています。さらに、集中力や記憶力にも影響を与えています。つまり、**勉強でもスポーツでも、姿勢の良し悪しが成績を左右する要素になり得る**、ということです。だからこそ、私は、学校の先生たちにも、姿勢に対する理解を深めてほしいと思っています。

また、子どもたちにとって最も身近な大人である親御さんたちにこそ、お子さんの姿勢を正しく保つことを意識していただきたいと思っています。

そのためには、まず、自分自身がスマホを持ってお子さんの前でダラダラしないこと。それだけでもいいです。そうして、「ごはんを食べるときは背筋を伸ばそうね」とか「本を読むときは目を離そうね」とか言うのと同じように、「スマホを見るときは姿勢を正そうね」と言えるようになってほしいのです。

そして、お子さんには、スポーツの習い事もおすすめしたいです。

本当は外遊びをするだけでも十分なのですが、それが難しくなってしまった今、習い事で体を動かす機会を作ることは、有効な選択肢です。私のサロンに来るお客様で、お子さんが高学歴の場合の多くは、幼少期からお子さんたちに水泳やサッカーなどのスポーツを習わせています。もちろん、学歴だけが子育ての指標ではありません。しかし、**体を鍛えることが子どもの姿勢を良くし、結果的に集中力や記憶力が向上する**ということは、言えると思います。

以前、スポーツをしている子の体をチェックさせてもらったことがあるのですが、すばらしく美しいボディーバランスで、何より姿勢がきれいでした。肩こりなどの不調に悩んで私のサロンにやって来る子どもたちとは、まったく違いました。

子どもたちが健やかに育っていくことを願って、整体師として、私も私にできることを考えています。

日本の文化に根付く美しい姿勢は、最もコスパのいい健康法でもある

今、日本だけでなく世界中がスマホやパソコンの影響で姿勢を崩した人だらけになっています。私は、整体師としても日本人としても、日本人の姿勢がここまで悪くなってしまったことに、少なからずショックを受けています。

私は、日本人は、本来とても美しい姿勢で暮らし、その美しい姿勢で精神性を磨き、文化を育んできた民族だと考えています。懐古主義といわれるかもしれませんが、ひと昔前の日本人は、集中力に満ち溢れ、凛とした精神性を持っていました。

日本人は、昔から背筋を伸ばし、美しい所作で生活をしていました。海外でも、例えば貴族のような特権階級の人たちは、おそらく所作の美しさや優雅さを意識した姿勢の教育を受けていたのだと思います。しかし、**日本では、一般庶民に至るまで広く姿勢の良さを求められてきました。**格差なく良い姿勢を重んじる文化が育ま

れてきたことは日本の良い部分ですが、その貴重な文化が失われつつあるのです。これには、かつて戦後にアメリカの影響を受けて、日本の文化が軽視されてきた歴史的な背景も関与しているのかもしれません。

一方で、今では国内外で日本の伝統文化を再評価する向きも少なくありません。柔道や空手などのスポーツの世界では礼を重んじるカルチャーを海外に輸出してきましたし、インバウンドなど、茶道や華道などを通して海外の方が「姿勢を正して精神を集中する」という文化に触れる機会も少なくないでしょう。しかしながら、私たち日本人自身にとって、日常生活にまでそうした文化が浸透しているかというと、それは甚だ疑問です。

私は、こうした精神性を含んだ、姿勢を大事にする日本の伝統文化は、本当にすばらしいと思っています。**そうした文化的背景があったからこそ、驚くような集中力をもって、戦後から高度成長期を経て現代の日本は発展してきた**に違いないのです。

姿勢を正すことは、お金もかからず、健康になれて、子どもたちの集中力まで育つ、日本にとっていいことしかないのです。

CHAPTER 7

姿勢が良くなれば、マインドが変わる！

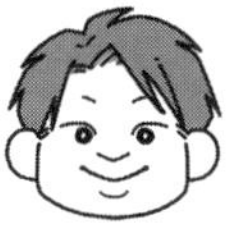

正しい姿勢でライフハック

大袈裟でもなんでもなく、姿勢が変われば人生が変わる！　日本人であることのアドバンテージを自覚して一人ひとり姿勢に対する意識を高めよう

生きるのがこんなに楽しいなんて知らなかった

ここまで、悪い姿勢のまま過ごすことのリスクをお伝えしてきましたが、それは、逆に言うと、姿勢が良くなれば明るい未来が待っているということでもあります。

私のサロンにやって来るお客様は、それぞれ悩みを抱えていますが、それらの悩みの原因はすべて姿勢にあると言っても過言ではありません。つまり、整体で姿勢を改善することが、そのまま不調の改善につながるのです。

あるお客様の「高校生からずっと肩こりに苦しんでいたから、生きるのがこんなに楽しいなんて知らなかった！」という言葉が、とても印象に残っています。

正しい姿勢になることで、趣味や日々の生活が楽しめるようになり、それまで背負っていた「肩こり」という**マイナスがゼロになるだけでなく、マイナスがプラスに転換**し、生き生きとした表情になったので、私も本当にうれしかったです。

頭痛や肩こりに苦しんだ経験の少ない人にはピンとこないかもしれませんが、そうした痛みやこりに常に悩まされている人にとっては、まさに「生きること自体がつらい」と思うことがあるのです。

そんな大きな悩みも、姿勢の改善で解消するのです。

多くの人は、その不調が姿勢と関係していることをなんとなくわかっていても、不調そのものに気を取られて、姿勢の改善には意識が向いていません。でも実は、姿勢が「生きるのが楽しい」「生きるのがつらい」を分けるほど大きなポイントになっています。

体の不調がなくなると、それだけで気持ちまで明るくなり、人生そのものが楽しくなります。自然といろいろなことに興味を持てるようになり、やる気も出てくるものです。私は、整体の仕事の中で、そんなお客様たちをたくさん見てきました。

これを読んでいるみなさんの人生も、きっと姿勢が変えてくれます。

美しく映えるシルエットは、姿勢から

姿勢は、人間の美的感覚とも密接に結び付いています。背中が丸まって頭が前に出た姿勢は、美しく見えません。

そうした姿勢は、チンパンジーやオランウータンをイメージすると、「シルエットが似ているな」と思いませんか。**シルエットが人間的でなく動物的に見えてしまう**ことも、美しく見えない原因だと思います。

筋力が弱って、**実際には老いていないのに老いた状態のようになってしまう。**骨盤の歪みから膝関節が変形して膝が曲がると、脚が短く見えます。そうやって、どんどん動物っぽいシルエットに近づいていくのは、避けたいもの。

人間本来の正しい姿勢をキープしていれば、自然と人が見て美しいシルエットになります。姿勢の良し悪しは、その人のパッと見の印象を大きく左右するのです。

例えば、モデルさんのＩｎｓｔａｇｒａｍなどを見ると、そのスタイルの良さは、やはり一般人とはまったく違うと感じますよね。ただ、その理由は、何もただ痩せているからとか脚が長いからとかではありません。そう、姿勢が良いからなのです。

同じ体重、同じ体形でも、姿勢が変われば、写真映りも違ってきます。モデルさんがＩｎｓｔａｇｒａｍでも映えるのは、もちろん恵まれた才能とたゆまぬ努力によるものですが、正しい姿勢を意識することで、本書のタイトルでもある「痩せる姿勢」をキープしているからだと、私は思っています。

正しい姿勢だと、背も高く見えます。姿勢が悪いと、脚が変形してO脚やX脚になりやすく、さらにスタイルが崩れてしまいます。女性は、家にいるときにいわゆる「女の子座り」をすることも多く、中にはあぐらをかけない女性もいるといいます。あぐらは、整体的には良い姿勢です。人間は、歩いていると脚の外側の筋肉を使いますが、あぐらは脚の内側が伸びる姿勢なので、バランスが取れるのです。特にハイヒールを履く人は、脚の外側がガチガチで、O脚になりやすいのです。

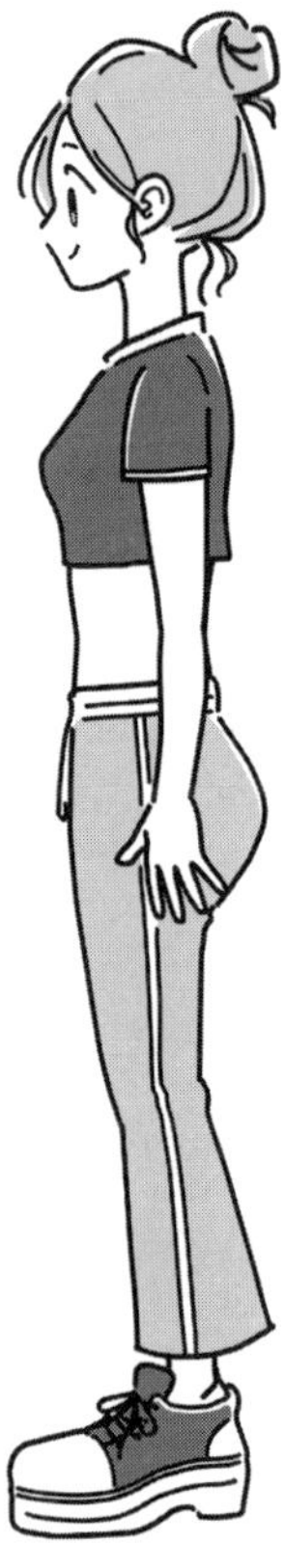

姿勢を正すだけで、首や背中が伸びて、身長が高くスタイルよく見えます。骨盤が正常な位置にあると、脚も長く見える。

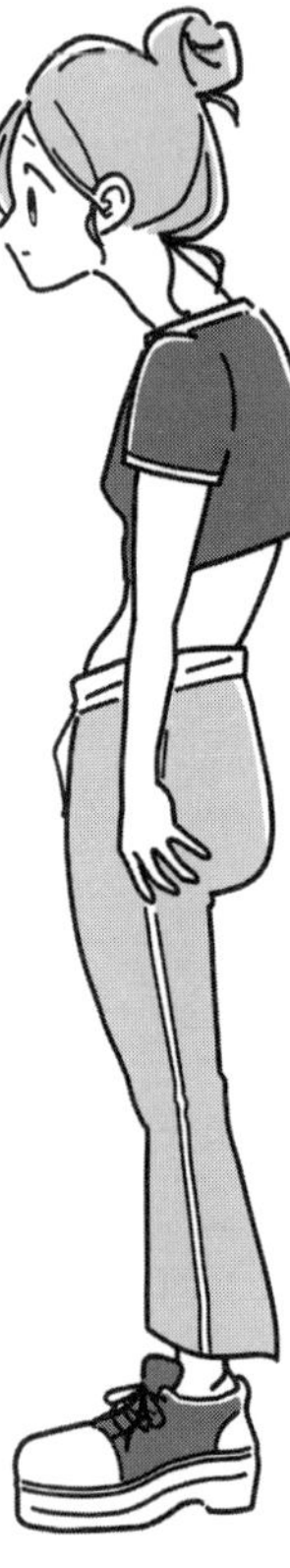

姿勢が悪いと、老いを感じる見た目に。骨盤が傾くことで、お腹が出て、脚も短く見える。巻き肩だと、二の腕が太くなりやすい。

自分の姿勢に気を使えると、美しさに気づけるようになる

例えば、道端のゴミが気になって自分がゴミを拾い始めると、同じようにゴミを拾っている人に気づきます。逆に、ゴミをポイ捨てする人がゴミを拾っている人に気づくことはありません。姿勢も同じです。美しい姿勢、美しい所作を意識していると、自然と美しい人に目がいくのです。姿勢に気をつけている人しか、姿勢の良い人には、気づけないものです。

野球の大谷翔平選手は、私から見てもとても姿勢が良い有名人の一人です。姿勢を意識し始めると、そうした他人の美点にも気づくことができます。美しさに対する解像度が上がれば、自分にもフィードバックできるようになります。周囲の人たちに影響を受け、自分もがんばろうと思えるようになります。美意識が目覚め、自然とファッションやメイクへの関心も高まるでしょうし、生活全般が、美しいものにベクトルを向けることで潤っていきます。

日本古来の「道」が正しい姿勢を守ってきた

日本の文化に美しい姿勢が根付いてきたということは、本書の中でも何度かお話ししました。改めて「道」の世界に想いを馳せてみると、その精神性と姿勢との関わりについて深く考えさせられます。

「道」では、必ずといっていいほど、姿勢の良さが要求されます。私自身の解釈では、凛とした姿勢でいないと、技を習得するための集中力を引き寄せられないからだと思っています。

今、日本文化は外国人にとても人気があって、インバウンド需要を押し上げるひとつの要因にもなっているので、日本に来て「道」の体験をする人が増えています。

でも、弓道を体験しに来た外国の方が、体格がよく筋力も十分にある人だったのに、どんなに力一杯引っ張っても弓を引くことができなかったという話を聞きました。ところが、ずっと小柄で華奢に見える先生は、しなやかに弓を引いて弾くことができるので、その外国の方は、不思議で仕方なかったそうです。

つまり、それだけ集中力が違うということです。体格や力ではなく、自己研鑽を積んで真摯に弓道に向き合って、美しい姿勢で集中力を高める。このときのシルエットも、凛として美しいです。

弓道に限らず、**道を究めようという人は、姿勢にこだわって自分を律し、ここぞというときに信じられないほどの集中力を発揮します。**

例えば、剣道では、試合に勝っても喜んではいけません。剣道は、仮にそれが真剣だったとしたら、一本は相手の死を意味します。だから、斬った相手に対して喜ぶことははばかられる、という考え方があるそうです。

喜ばず、ただ姿勢を正す。そういう精神性も、日本文化が美徳とするものです。

こうして日本人の姿勢は、長い間守られてきました。なかなか外国の方には理解し難いようですが、それだけに魅力的でもあり、だからこそ、「道」に興味を持ってくれる外国人がたくさんいるのだと思います。

「上から引っ張られているイメージ」を常に意識する

道の稽古をする日本人は減り、姿勢を注意する大人も減り、スマホやPCを手放せない世の中になりました。だから、正しい姿勢を保つためには、普段から自分で姿勢を意識することが大切なのです。

そのために、私自身は、頭を上から見えない糸で引っ張られる感覚をいつも持つようにしていて、お客様にもおすすめしています。

頭のてっぺんから、糸が伸びているとイメージしてみてください。これだけで、自然に姿勢が整います。現代人は、首が埋まっている人が多いのですが、少し意識するだけで、首もきれいに伸びるはずです。

もちろん難しいことではないので、**自分で意識さえすれば、仕事中でも電車の中でも、いつでもどこででもできます。**まずは信じて、やってみてください。

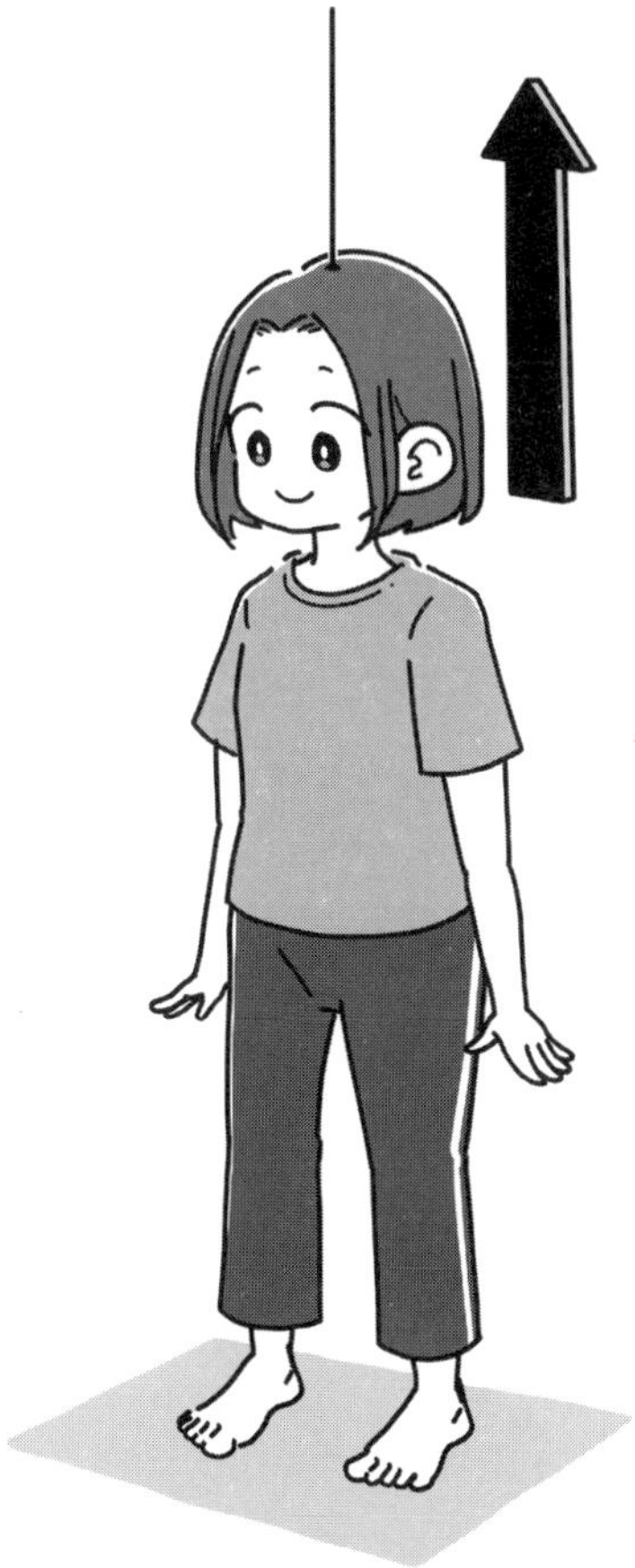

頭の上から糸で引っ張られているとイメージするだけで、埋まっていた首が伸び、顔が前に出ることを抑え、自然と正中線もまっすぐに整う。

明るい未来を想像して、セルフケアを継続しよう

頭が引っ張られるイメージを持つことは、特に難しいことではありませんよね。ほかにご紹介してきたタオルを使ったトレーニングなどのセルフケアも、姿勢が悪くならないように日常で気をつけるべきことも、どれも難しいものではなかったと思います。ただ、人間とは無精なもので、それでもそれを毎日継続できるかというと、誰もができることではありません。

だからこそ整体師という職業があるのですが、**私の夢は、誰も整体院に来なくなって、整体師を廃業することです。**半分冗談みたいな話ですが、整体師なんてみなさんが元気なら必要なくなりますから、本来はその方がいいんです。

それでも必要とされるのは、みなさんがセルフケアを続けることのできない証拠です。どんなに簡単なノウハウだとしても、続けられなければ意味がないのです。

姿勢の矯正や姿勢による心身の不調の改善は、すぐに結果が出るものではないの

で、続けるモチベーションが低下しがちなのかもしれません。毎日の積み重ねが、いつ実るのかもよくわからないですしね。

それに、危機感がなければ、つい姿勢に意識を向けることを忘れてしまいます。私がここまで少々大袈裟に、しかし切実に訴えてきたのは、姿勢が及ぼす影響の大きさを知ってほしかったからです。

みなさん、なぜ良い姿勢でいなければならないのか、わかっていただけたでしょうか？　姿勢が崩れるリスクを、しっかり理解しましたか？　その危機感こそが、日々のセルフケアの継続を後押ししてくれるはずです。

継続するためには、半信半疑では難しいです。姿勢が良くなると信じて続けることが大事です。ノウハウやハウツーを理解したところで止まってしまって、**実践しない人が多いのは、その先にある未来を信じられていないから**ではないでしょうか。

セルフケアを継続した先には、必ず明るい未来が待っています。人間は、危機感だけでは、前向きになれません。だから明るい未来を想像しながら、根気よく自分自身の姿勢を改善していきましょう。

姿勢が変わるとマインドが変わり、そして人生が変わる！

姿勢が変わると、未来が明るくなります。これは、本当です。姿勢が悪いときは、横隔膜が圧迫されて、呼吸が浅くなって脳に酸素が行き渡らず、集中力が低下していきます。姿勢が良くなれば、酸素の供給量が増え、血流が良くなり、集中力や記憶力がアップして、パフォーマンスが向上するのです。

また、体全体の運動効率も3倍程度になるので、運動していなくてもまるで運動しているかのような体に変化します。つまり、**同じ生活を送っていても、姿勢が良いだけで勝手に痩せやすい体になっていく**のです。

年齢を重ねて痩せにくくなったと感じる人は多いと思いますが、その大きな理由のひとつは、若い頃に比べて姿勢が崩れてしまっているからです。

姿勢が改善すると、見た目が変わるだけでなく、パフォーマンスも向上して、いろいろなことがうまくいくようになり、そうすれば必然的に自己肯定感が上がり、マインドにもいい影響をもたらします。

私のサロンにいらっしゃるお客様は、来院した当初は体調不良のせいで趣味どころではない人も多いのですが、**姿勢が整って不調が改善されると、もともと好きだった趣味に没頭できるようになっていきます。**

例えば、旅行が好きだけれど、枕が変わると肩と首がつらくて寝られなくなるからなかなか旅行できないという人もいました。その悩みが消えることで、なんの躊躇もなく旅行を楽しめるようになったのです。

自分の楽しみたいことを100%楽しめれば、体の不調に邪魔されて半分しか楽しめない状態に比べて、クオリティ・オブ・ライフはグッと上がりますよね。姿勢改善によって痛みなどの不調がゼロになるだけでなく、自己肯定感が上がって人生を楽しめるようになるという、プラスの効果まで期待できる。

姿勢を良くすることでのデメリットなんてひとつも思いつきませんが、メリットは数限りなく挙げられます。

ぜひ姿勢を意識して、人生の質を上げていきましょう!

おわりに

私は、整体師としての仕事がなくなることが、整体師としての理想だと思っています。もちろん、それこそが今の私の生業なので、そうなったら私は失業してしまう、ということになります。にもかかわらず私がそう考えるのは、誰もが整体に頼らなくてよくなる世界は、必ず人生を豊かにすると確信しているからです。

姿勢について、うるさく言われない時代になってきました。

「姿勢を正そう」と言うことは多様性の否定ではないし、価値観の押し付けでもありません。実際に姿勢を正すことのデメリットは、ひとつもないのです。

健康になって体の痛みや不調が改善し、見た目も若々しく美しくなって、無理をしてダイエットやトレーニングをしなくても、痩せやすい体が手に入ります。集中力や記憶力がアップし、精神を安定させる所作が身につきます。姿勢を大事にすることは、人間として生きていくために必須の要素だとすら思っています。

かつて、日本ほど姿勢を大事にしてきた国はありませんでした。

「道」の世界では、すべて姿勢を正してから事を始めます。剣を交えたり弓を射ったり相手と組み合ったり、茶を点てたり花を生けたり香を聞いたり、その所作ひとつひとつの中で、姿勢が重要な意味を持っています。

こうした日本の文化に思いを馳せると、自然と少し背筋が伸びてきませんか。

今、姿勢の悪化は世界中に広がっていて、人類全体のリスクになっています。もしその中で日本人の姿勢が良くなれば、それだけで日本のポテンシャルは大きく広がって、そこから世界をリードするような力が生まれると思うのです。

ここまで読み進めてくださった一人ひとりが姿勢を意識して暮らしていくことが、日本のみならず世界を救うことになるのかもしれません。伊達や酔狂で言っているのではなく、それほど姿勢には大きな可能性があるのです。

まずは、姿勢を正すことで、単純にみなさん自身の人生を変えてみませんか。本書がその一助になることを願いながら、ペンをおきたいと思います。

2024年2月　井上剛志

井上剛志（いのうえ・つよし）

美容整体師。一般社団法人日本トラディショナルセラピー協会（JTTA）理事長。運営する『美容整体アピアランスビューティー』は、表参道店など3店舗を展開している。これまで5万人以上の女性に美容整体を施し、その独自の骨盤調整や内臓調整が話題に。YouTubeチャンネル『美容整体アピアランスTV』は、チャンネル登録者数134万人（2024年2月現在）を誇る。2024年1月、日本テレビ『ヒルナンデス!』出演。

著／井上剛志
漫画・イラスト／いしかわひろこ
装丁・本文デザイン／山口さなえ
DTP制作／ローヤル企画
校正・校閲／入倉さち子
取材・構成／尾﨑久美
編集担当／阿部泰樹（イマジカインフォス）

脱《だつ》・おばさんシルエットで人生《じんせい》が変《か》わる!

痩《や》せる姿勢《しせい》

2024年4月10日　第1刷発行

著　者　井上剛志《いのうえつよし》
発行者　廣島順二
発行所　株式会社イマジカインフォス
〒101-0052　東京都千代田区神田小川町3-3
電話 03-6273-7850（編集）
発売元　株式会社主婦の友社
〒141-0021　東京都品川区上大崎3-1-1 目黒セントラルスクエア
電話 049-259-1236（販売）
印刷所　大日本印刷株式会社

ISBN978-4-07-459626-3

■ 本書の内容に関するお問い合わせは、イマジカインフォス企画制作本部（電話03-6273-7850）にご連絡ください。
■ 乱丁本、落丁本はおとりかえいたします。主婦の友社（電話049-259-1236）にご連絡ください。
■ イマジカインフォスが発行する書籍・ムックのご注文は、お近くの書店か主婦の友社コールセンター（電話0120-916-892）まで。
＊お問い合わせ受付時間　月～金（祝日を除く）10:00～16:00

イマジカインフォスホームページ　https://www.infos.inc/
主婦の友社ホームページ　https://shufunotomo.co.jp/